JN080344

ペイシェント・エクスペリエンス

―日本の医療を変え、質を高める最新メソッド

編著　一般社団法人
　　　日本ペイシェント・エクスペリエンス研究会

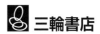

三輪書店

執筆者一覧

■ 編著

一般社団法人日本ペイシェント・エクスペリエンス研究会

曽我 香織	代表理事
安藤 潔	理事
出江 紳一	理事

■ 執筆者一覧（執筆順）

安藤 潔	東海大学医学部血液・腫瘍内科　客員教授（医師）
青木 拓也	東京慈恵会医科大学総合医科学研究センター臨床疫学研究部　講師（医師）
曽我 香織	株式会社スーペリア　代表取締役
藤井 弘子	メディア統括マネジャー
稲田 雄	大阪府立病院機構 大阪母子医療センター集中治療科　副部長（医師）
小坂 鎮太郎	東京都立病院機構 東京都立広尾病院病院総合診療科（医師）
出江 紳一	医療法人社団 三喜会 鶴巻温泉病院　副院長（医師）
西本 祐子	国立病院機構 九州医療センターメディカルコーディネートセンター　センター長（医師）
古川 幸治	医療法人財団 岩井医療財団 IT・広報部　部長
安田 忍	特定医療法人社団 勝木会 やわたメディカルセンター PX 推進室（看護師）
新多 寿	国民健康保険 小松市民病院　病院長（医師）
湯野 智香子	国民健康保険 小松市民病院　看護部長（看護師）
井村 洋	株式会社麻生 飯塚病院　特任副院長（医師）
講内 源太	株式会社ケアフォレスト　部長（理学療法士）
平尾 由美	社会医療法人 清風會 日本原病院　臨床課課長（言語聴覚士）
大西 達也	医療法人メディカルフォース フォース歯科（歯科医師）
横山 誠	株式会社はぴらい 訪問看護ステーションえにし　代表（看護師）

はじめに

　PX（Patient eXperience：患者経験価値）は、医療の質を考えるうえで重要な構成要素として世界的に認知されはじめています。PX は一人ひとりの患者に最適な医療サービスを提供するために生まれた考え方で、医療の質の中で「患者中心性」を評価するものです。

　日本においては、医療制度の仕組みや多忙な医療現場の状況から、患者視点の重要性は理解されつつも、医療者（クリニック・病院）視点に傾く実状もあるのではないでしょうか。一方で、高い PX の実現には、患者視点をもつだけでなく、医療サービスを提供する一人ひとりのスタッフも大切にする必要があります。

　私たち日本ペイシェント・エクスペリエンス研究会は、「患者視点」を重視し、患者の価値観やニーズに合わせた医療サービスを提供することで、患者の QOL や well-being の向上を目指します。また、クリニックや病院で働くすべてのスタッフに対しても、ゴールや価値観を引き出し、QOL や well-being が高まるような職場づくりを行うことも同時に目指しています。

　私たちは、患者視点を理解し職場の仲間を大切にするスタッフが日本に一人でも多く増えることを願っています。PXE（Patient eXperience Expert）養成講座を通じて、その「輪」を少しずつでも広げていきたいと考えています。日本の医療をよりよい方向に変えるべく、一緒に PX に取り組みましょう。

2023 年 12 月
　　　一般社団法人日本ペイシェント・エクスペリエンス研究会

目 次

column

本書で使用する主な略語一覧

AHRQ	Agency for Healthcare Research and Quality	米国医療研究・品質調査機構
CAHPS	Consumer Assessment of Healthcare Providers and Systems	—
CG-CAHPS	Consumer Assessment of Healthcare Providers and Systems Clinician & Group Survey	—
CMS	Center for Medicare and Medicaid Services	米国メディケア・メディケイド・サービスセンター
CS	Customer Satisfaction	顧客満足度
CX	Customer eXperience	顧客経験価値
EX	Employee eXperience	従業員経験価値
HCAHPS	Hospital Consumer Assessment of Healthcare Providers and Systems	—
JPCAT	Japanese version of Primary Care Assessment Tool	—
NHS	National Health Service	英国国民保健サービス
PDCA	Plan, Do, Check, Action	—
PJM	Patient Journey Mapping	ペイシェントジャーニーマッピング
PRO	Patient Reported Outcome	患者報告アウトカム
PS	Patient Satisfaction	患者満足度
PX	Patient eXperience	患者経験価値
PXE	Patient eXperience Expert	—
PXM®	Patient eXperience Management	—

第1部

PX

Patient eXperience

基礎編

1. PXの概要

　「患者中心の医療」という言葉が、医療機関、医療者の間で当たり前のように使われるようになったのは、ごく最近になってのことだ。患者中心とは何か、PXはどう関係しているのか。普遍的だが新しい、PXの概念をまずは知っておこう。

PXとは?

　PX（ピーエックス）は"Patient eXperience（ペイシェント・エクスペリエンス）"の略語で、日本語では「患者経験価値」と訳されている。PXは、患者の背景や価値観を尊重し、一人ひとりの患者にとって最適な医療サービスを実現するために生まれた考え方である。

　PXは医療の質を測る6つの領域のうちの一つである「患者中心性」（コラム1「患者中心の医療」参照）の指標である（表[1]）。現在、英国や米国では、PX評価を用いて医療サービスの質が測られている。

　PXの定義は、「患者が医療サービスを受けるなかで経験するすべての事象」である。外来では診察の予約から受診の受付、待ち時間、診療や検査、院内の移動、会計までを、入院では加えて食事や就寝、退院後の対応などの各プロセスを患者が評価する（図）。

　同じサービスを提供したとしても、患者によって受け止め方は異なり、評価も変わる。そのためPX質問票では、患者への質問は「受付や会計の応対はいかがでしたか?」と印象を聞くような漠然としたものではなく、「あなたが質問をした際、医師からわかりやすい説明を受けられました

表　医療の質を改善するための 6 つの指標[1]

安全性	・患者のために行われた行為から患者が傷害を受けるようなことがあってはならない。
有効性	・医療サービスにより恩恵を受けることができる人には医学知識に基づいた医療を提供し、恩恵とはならないと思われる人にはそのようなサービスを提供しない。過小・過剰な医療サービス双方を回避する。
患者中心性	・個々の患者の意志、ニーズ、価値意識を尊重し、患者の要望に応える医療を提供し、同時にすべての診療方針は患者の価値観を尊重して決定する。
適時性	・待ち時間、医療の受け手と提供者双方に有害な結果を招くような診療の遅れをなくしていく。
効率性	・設備、資材、エネルギーをはじめ、医療におけるあらゆる無駄を排除する。
公正性	・性、民族性、居住地、社会経済的地位を理由に医療サービスの質が異なることがあってはならない。

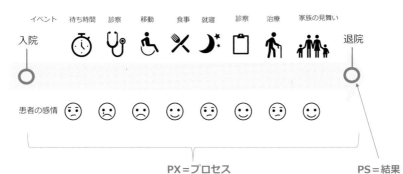

図　PX と PS （PX 研究会 HP より）

か？」といった、経験した事実をたずねる内容とし、客観性を高めるようにしている。

　プロセスを追いながら患者が経験した事実を評価することで、われわれ医療者が提供する医療サービスの質を確認し、問題があれば改善へとつなげることができる。その結果、PX が向上し、医療に対する患者の満足度も高まることとなる。

PXは個々のニーズに応えた、患者中心性を志向するものであるが、単に患者の主張や言い分（request）に応えるのではなく、長期的な視点から患者に必要な医療（requirement）を提供するものである。患者の人生の目標、ゴールがどこにあるのかを把握し、患者の声に耳を傾ける姿勢が医療者に求められる。

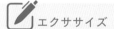
エクササイズ

PX研究会のPXE養成講座では、参加者がエクササイズを通じて理解を深められるように工夫しています。例えば、次のエクササイズでは、自分の患者経験を振り返ることによって、PXを他人事としてではなく、自分のこととして捉えることを目指しています。ご自身の患者経験を振り返ってみましょう。

▶1 これまで一番心に残ったあなたの患者経験は何ですか？
▶2 その経験から得たもの、もしくは失ったものはありましたか？

PSとPX

当然のことながら、「患者中心性」を評価するためには、医療を提供された患者が主観的にそれをどのように評価するかを指標にしなければならない。患者の主観的な指標は「患者報告アウトカム（Patient Reported Outcome：PRO）」と総称され、代表的なものとして健康関連QOL、患者満足度（Patient Satisfaction：PS）、症状や機能の程度、治療の遵守度などが知られている。PXもPROの一つである。血圧や各種検査のような客観的に測定できる指標と比較すると、これまでPROは信頼性の低いものとされていたが、研究の蓄積により現在ではQOLに代表されるように重要な指標として広く普及している。

「患者中心性」の指標はさまざまな尺度が開発されているが[2]、現在もっとも普及しているのはPSおよびPXサーベイである。前者は医療を受けた後の最終的な結果に対する主観的評価であり、後者は医療のそれぞれのプロセスにおける具体的な経験を評価するものである（図）。両者を組み合

わせることで、それぞれのプロセスの具体的な経験がどのように最終的な主観的評価に結びつくのかを分析することができる[3]。

文献

1) Institute of Medicine Committee on Quality of Health Care in America：Crossing the Quality Chasm：A New Health System for the 21st Century. National Academy Press, 2001
2) Stewart M（著），山本和利（監訳）：患者中心の医療. 診断と治療社, 2002
3) 曽我香織，他：患者経験価値（PX）調査の現状と課題. 医療マネジメント会誌 **19**：220-225, 2019

（安藤 潔）

2. PX と PS の比較

　日本の医療機関では、PS が医療サービスの質を測る尺度として定着しているが、具体的な改善活動につながらないといった指摘がある。そこで注目されるようになったのが PX だが、両者の違いを理解したうえで活用しなければならない。

　PX と PS には、①患者中心性の質指標、②直接観察することができない概念（構成概念）、③尺度（複数の項目から成る質問紙）で測定されることが多い——といった共通点があるが、似て非なるものである。PX と PS の比較を表に挙げる。

　PX は、「患者がケアプロセスの中で経験する事象」と定義される。すなわち、測定する概念は、ケアプロセスにおける患者の具体的な「経験」である。一方、PS では「満足」を測定するため、医療に対する期待の影響を大きく受け、必ずしも医療やケアの質を反映しない。このように、PX の

表　PX と PS の比較

	PS	PX
測定する概念	「満足」	具体的な「経験」
指標の位置付け	アウトカム指標	プロセス指標
評価方法	非標準化尺度 （量的方法）	標準化尺度（量的方法） インタビュー（質的方法） など多面的な手法
質改善への活用	活用しにくい 具体的な課題の特定が困難	活用しやすい 具体的な課題の特定が可能

ほうが PS より具体性が高い概念といえる。実際に、PX のほうが弁別能
（医療の質を判別する能力）が高いことが報告されている[1]。

　次に、医療の質指標としての位置づけにも違いがある。質指標は、一般
的に、①ストラクチャー（医療がどのようなコンテキストで提供された
か）、②プロセス（医療がどのように提供されたか）、③アウトカム（医療
の結果どのような状態になったか）に分類される[2]。このうち、PS はアウ
トカム指標である一方、PX はプロセス指標であり、後者のほうが具体的
な質改善の課題を特定するうえでは適した指標といえる。

　さらに、PX と PS には測定の科学性の点でも差異がある。PX と PS は、
どちらも尺度を用いて測定することが多いが、日本で従来から一般的に用
いられてきた PS 尺度は、信頼性・妥当性（測りたい概念を厳密に測定す
ることが可能か）が担保されていないという大きな問題を抱えていた。一
方、現在諸外国で汎用されている PX 尺度は、構造化・標準化され、計量
心理学の方法論を用いて、科学的にその妥当性が検証されている。

　まとめると、PX は具体性、測定の科学性、利用可能性などにおいて PS
より優れており、PS を超えた患者中心性の質指標である。

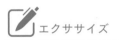エクササイズ

　ここまでで PX と PS の違いが明らかになってきたかと思います。そ
れでは、さらに理解を深めるために、以下のエクササイズをしてみま
しょう。

▶1 実際の PX 尺度と PS 尺度を比較してみましょう。

▶2 両者にはどのような違いがあるのでしょうか？

2 つの PX 評価手法

　PX を評価する方法として最もよく用いられているのは、前述の通り、
PX 尺度を使用したサーベイ（PX サーベイ）と呼ばれる量的な手法であ
る。PX 尺度には、利用目的に合わせてさまざまな種類が存在するが、通
常は厳密な測定が可能か、科学的に検証されている。しかし、検証が不十

分な PX 尺度もなかには存在するため、どの尺度を利用するか選択する際には注意が必要である。こうした尺度を用いたサーベイは、PX を数値（量的なデータ）に変換して、比較や分析を行う手法である。

　対して、もう一つ重要な PX の評価手法が質的な手法である。PX を数値として評価するのではなく、患者へのインタビューやケアプロセスの観察によって得られた質的データを用いて評価する。質的手法は、量的なデータよりも詳細かつ深いデータを収集できるという利点がある。これまではサーベイのような量的な手法が、諸外国でも一般的だったが、医療現場での質改善には質的な手法も同様に有効である[3]。

PX の量的評価・分析

　PX の量的評価は、一般的に PX 尺度を用いたサーベイを意味する。日本で利用可能な PX 尺度は、現時点では限られている。ここでは 3 つの PX 尺度を紹介する。

①Japanese version of Primary Care Assessment Tool（JPCAT）
　JPCAT は、プライマリ・ケアの外来患者を対象とした PX 尺度であり、日本における信頼性・妥当性が検証されている[4]。
②Hospital Consumer Assessment of Healthcare Providers and Systems （HCAHPS）日本語版
　HCAHPS 日本語版は、病院の入院患者を対象とした汎用的 PX 尺度であり、日本における信頼性・妥当性が検証されている[5]。
③Consumer Assessment of Healthcare Providers and Systems Clinician & Group Survey（CG-CAHPS）日本語版
　CG-CAHPS 日本語版は、幅広い診療科の外来患者を対象とした汎用的 PX 尺度であり、日本における信頼性・妥当性が検証されている[6]。

　なお、いくら尺度が標準化されていても、調査方法が標準化されていなければ、過去の自施設や他施設との比較は意味を成さない。サーベイの実施方法には、集合調査法、郵送調査法、Web 調査法、面接調査法、電話調

査法などの種類があり、目的や実施可能性に応じて、選択する必要がある。日本のPXサーベイで頻用されるのは集合調査法であり、これは特定の場所に集合する対象者に尺度を配布し、回答後に調査員や回収箱などで回収を行う方法である。郵送法やWeb調査と比較して高い回収率が見込め、効率的な方法だが、医療機関で実施する場合、医療者に遠慮して回答にバイアスが生じやすくなることがある。そのため、説明文書や回答方法（無記名にするなど）、回収方法（密封し対象者本人が回収箱に投函するなど）に工夫が必要である。他の調査法については成書を参考にしてもらいたい。

　サーベイの実施には、サンプリング（調査対象者の設定）が必要である。サーベイのサンプリング法は、確率的サンプリングと非確率的サンプリングに大別される。前者はさらに、単純無作為抽出法、系統的抽出法、多段階抽出法、層化抽出法、クラスター抽出法などに、後者は連続抽出法や便宜的抽出法などに分類される。各抽出法の詳細についても成書を参考にしてほしい。集団の代表性を担保するために、可能な限り確率的サンプリングを用いるべきだが、サーベイの実施可能性の観点から、非確率的サンプリングが選択されることが多いのも事実である。なかでもPXサーベイで頻用されるのは、選択基準を満たすすべての対象者を連続的に集める連続抽出法である。

　PXサーベイの分析アプローチにはさまざまな手法が存在するが、ここではその一部を掲示する。まず基本的な分析として、施設ごとに平均値や中央値といった代表値（要約統計量）を算出し、他施設の結果と比較する方法がある。使用したPX尺度の多施設データがあれば、それをベンチマークとして自施設の結果を比較することも可能である。その際には、自施設の位置をパーセンタイル順位（調査対象となった全施設の中での順位、最低0〜最高100）などで把握する。また、過去の自施設のデータがあれば、経時的な変化をみることも可能である。

　これまで述べたものは一次元の分析だが、2つ以上の結果を組み合わせた多次元の分析も可能である。例えば、Priority Matrixは、各施設における質改善の優先課題を決定する一つの手法であり、図の縦軸にPXスコアと医療機関に対する総合的評価（設問例「全体として、この医療機関に点数をつけるとしたら何点になりますか」）との相関係数を、横軸にPXスコ

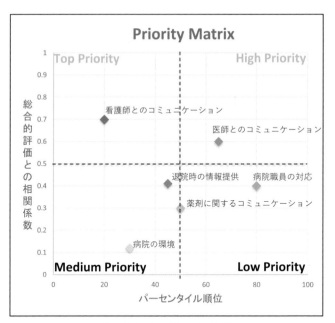

図　Priority Matrix の例

アのパーセンタイル順位をプロットする。そのうえで優先順位の高い質改善の領域（Top Priority や High Priority）、すなわち総合的評価との相関が高く、他の施設と比較しスコアが低い領域が何かを評価するアプローチである（図）。

　少し専門的な分析手法として、リスク調整がある。詳述はしないが、これは、PX スコアに影響を及ぼす患者の属性（性別、年齢、主観的健康感、学歴など）を調整したうえで、施設間の比較をする方法である。リスク調整を行わないと、施設間の PX スコアの差異が真の差なのか、あるいは施設を受診した患者層が異なるためなのかがわからない。すでに米国のCAHPS ではリスク調整が導入されている。

PX の質的評価・分析

　PX をサーベイのみで量的に捉えるだけでは、評価は不完全である。PX

の本質を的確に捉えるためには、量的手法と質的手法を組み合わせる必要がある。

　PXの質的評価によく用いられる手法は、インタビュー（個人インタビュー、フォーカスグループ）である。個人インタビューは、一人ずつ患者にインタビューを実施する方法で、フォーカスグループは、数人の患者グループに対してインタビューを実施する方法である。フォーカスグループの利点は、患者同士の相互作用により、データに発展性が期待できる点である。他にもエスノグラフィと呼ばれる、フィールドワークによって医療者や患者の行動を直接観察する手法を用いることもある。

　PXに基づいた質改善を目的とした場合、患者インタビューのデータの分析手法として最もよく用いられているのはテーマ分析である。テーマ分析は、患者の言葉の中にあるパターン（テーマ）を探り、分析・報告する手法であり、患者の逐語録のコーディングが分析の主体を成す。分析によって抽出された患者のPXに関するテーマに基づき、質改善計画を立案する。

　なお、第2部第2章で取り扱うペイシェントジャーニーマッピングも、質的手法に分類される。

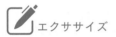エクササイズ

　患者の具体的な「経験」を尋ねることで、PSよりも客観的な回答を得ることができるPX。次のエクササイズを、患者中心の医療の視点から考えてみましょう。

▶ あなたの施設でPXサーベイを実施することになりました。どのような質問項目を調査に加えたいですか？ できれば複数の質問項目を挙げてみましょう。

文献

1) Salisbury C, et al：Patients' experience and satisfaction in primary care：secondary analysis using multilevel modelling. BMJ **341**：c5004, 2010

2) Donabedian A：The quality of care：how can it be assessed? JAMA **260**：1743-1748, 1988

3) Gleeson H, et al：Systematic review of approaches to using patient experience data for

quality improvement in healthcare settings. BMJ Open **6** : e011907, 2016

4) Aoki T, et al : Development and validation of the Japanese version of Primary Care Assessment Tool. Fam Pract **33** : 112-117, 2016
5) Aoki T, et al : Translation, adaptation, and validation of the Hospital Consumer Assessment of Healthcare Providers and Systems (HCAHPS) for use in Japan : A multicenter cross-sectional study. BMJ Open **10** : e040240, 2020
6) Aoki T, et al : Development and psychometric properties of the Japanese Consumer Assessment of Healthcare Providers and Systems Clinician & Group Survey (CG-CAHPS). PLoS One **16** (4) : e0250843, 2021

（青木拓也）

3. PXM® とは

　PX に取り組む際、何から始めて何を目標として設定するかを体系的に考える必要がある。ここでは、PX 研究会が独自につくったPXM®の全体像と、「可視化」、「改善」、「構造改革」という 3 つのプロセスの大まかな流れを紹介する。

　PXM®（Patient eXperience Management）は、PX 研究会が開発したフレームワークで、海外の医療機関における PX 向上の取り組みを、「可視化」、「PX 改善」、「構造改革」の 3 段階に分類したものである（図 1）。各段階ごとに解説したい。

可視化

　自院の PX の現状を明らかにすることを目的とする。具体的な施策は以下に記載する。

1. PX サーベイ

　最も一般的な可視化の手段である。患者からのフィードバックという位置づけで、定期的に行い、経時的変化を追うことが望ましい。日本では PX サーベイを年次で実施する医療機関が多いが、海外では通年で実施し、状況をリアルタイムに追う医療機関もみられる。英国や米国では、PX サーベイの結果が公表されたり、診療報酬に影響したりすることもあり、PX サーベイは経営上、重要なウエイトを占める。

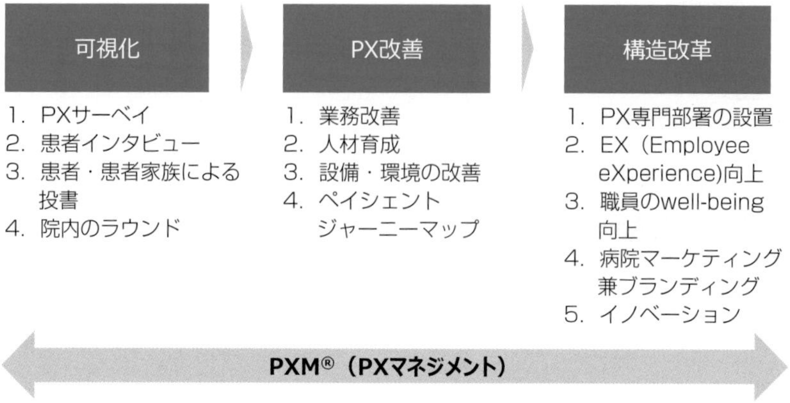

可視化	PX改善	構造改革
1. PXサーベイ 2. 患者インタビュー 3. 患者・患者家族による投書 4. 院内のラウンド	1. 業務改善 2. 人材育成 3. 設備・環境の改善 4. ペイシェントジャーニーマップ	1. PX専門部署の設置 2. EX（Employee eXperience)向上 3. 職員のwell-being向上 4. 病院マーケティング兼ブランディング 5. イノベーション

PXM®（PXマネジメント）

図 1　PX の実践～PXM®

PXM®（PX マネジメント）は、PX 研究会が開発した、PX を向上させていくための 3 段階から成るプロセスの総称である。「可視化」では自院の PX の現状を明らかにし、「PX 改善」では「可視化」で明らかになった課題を改善し、「構造改革」では組織全体の構造を変えるプロセスを指す。

　PX サーベイを実施した病院の陥りがちなパターンとして、結果の読み込みに時間を要し、改善フェーズに進まない点がある。PX サーベイを実施する目的は、患者にとってよりよい医療サービスを提供するための PX の改善にある。分析は長くても 1 カ月程度にとどめ、すぐに着手できるものから改善行動にシフトすることを推奨する。なお、PX サーベイについては本書では第 1 部第 1 章 2 で詳しく紹介している。

2．患者インタビュー

　日本ではあまり行われていないが、海外では患者で構成される委員会を組織してヒアリングを行ったり、特定の患者に 1 対 1 のインタビュー形式による定性調査を行ったりなどして、一人ひとりの患者が、いつ、どこで、どんな経験をしたのか、またその時々でどのような感情を抱いたのかを明らかにする。PX サーベイでは拾いきれない個別のエクスペリエンスを把握する機会であり、日本の医療機関でも今後実施が望まれる。

3. 患者・患者家族による投書

　患者・患者家族の声を医療機関に届ける投書としては、「院長直通便」や「患者様の声」、ネットのコメント欄などが該当し、日本の医療機関でもよくみられるが、ネガティブなコメントが書かれるケースが多い。海外では、よいエクスペリエンスを提供した職員を賞賛する専用の投書箱もあり、職員のモチベートなどにも効果的である。

4. ペイシェントジャーニーマップ

　ペイシェントジャーニーマップは、1人の患者が目的を達成するためにたどるプロセスを患者目線で眺めて、その流れを一連の旅（ジャーニー）のように時系列に視覚化したものである。「患者目線」の重要性は理解していても、医療機関での就業経験が長くなるほど専門家目線になりやすい。医療従事者が患者の目線に立って医療サービスを眺めるためのフレームワークとして有用である。ペイシェントジャーニーマップを作成することで、患者の行動や感情を時系列に可視化でき、これまで気づかなかった課題を発見することができる。PX 向上の改善点を発見したい医療機関に推奨したいフレームワークである。一般的な作成方法を 3 つの Phase、7 つのステップに沿って下記に示すが、詳細や実例については第 2 部第 2 章で紹介する。

◆ペイシェントジャーニーマップの作成方法
【Phase 1：インプットの決定】
ステップ 1：テーマ設定
　対象となる医療機関の名称、商品やサービス名、ジャーニーの始点と終点、ジャーニーの期間を決定する。下記に一例を示す。

・令和記念病院
概　要：某県の県庁所在地にある地域の基幹病院。駅からアクセス良好。約 500 床の急性期病院。
組織風土：真面目で使命感の強い職員が多く、トップダウン。プライドの高い医師・看護師が多い。

状　態：外来・入院とも常に混雑している。

・患者の背景・状態

疾患名：大腿骨頸部骨折

ジャーニーの始点：救急車で運ばれてくる

ジャーニーの終点：転院先の決定

ジャーニーの期間：2週間

患者の状況：術後1日目：リハビリテーションをする。1日ぶりの食事ができる。おむつ。

　　　　　　術後3日目：リハビリテーションをする。

　　　　　　術後1週間：あと少しで歩行可能。

　　　　　　術後2週間：リハビリテーションは順調に進んでいる。

ステップ2：ペルソナシートの作成

　対象者（最も利用してほしいメインターゲットとなる患者）を具体的に描く。患者の標準的な年代、性別、年収、居住地、生活スタイルなどの基本的な属性、趣味などの共通項を発見し、代表的なペルソナを作り上げる。患者像を想起できることが重要なため、なるべく具体的に記載することがポイントとなる（図2）。

【Phase 2：アウトプットの決定】

　始点〜終点までの設定期間によるが、一般的にPhase 2は3時間程度で、グループによる作業を行う。Phase 2を効率よく進める工夫として、各プロセスにおける所要時間を決め、埋まっていない部分の作業を求めたり、各自の分担を決定するリーダー的役割を設定したりする。

ステップ3：対象者の行動洗い出し

　対象者の始点〜終点までの行動を明確化する。急性期病院の場合は来院時を始点、退院または転院時を終点とする場合が多い。始点〜終点までの期間が長いほどペイシェントジャーニーマップの作成に時間を要するため、初回は術前〜術後1週間などと期間を限定して行ってもよい。

ステップ4：行動の分類

　ステップ3の作業で挙がった対象者の行動のグルーピングを行い、ス

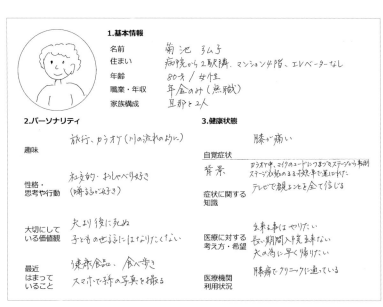

1.基本情報

名前	菊池 弘子
住まい	病院から2駅隣. マンション4階、エレベーターなし
年齢	80才／女性
職業・年収	年金のみ（無職）
家族構成	旦那と2人

2.パーソナリティ

趣味	旅行、カラオケ（川の流れのように）
性格・思考や行動	社交的・おしゃべり好き（噂話が好き）
大切にしている価値観	夫より後に死ぬ 子どもの世話にはなりたくない
最近はまっていること	健康食品、食べ歩き スマホで孫の写真を撮る

3.健康状態

膝が痛い

自覚症状	
背景	カラオケ中、マイクのコードにつまづいてステージから転倒 ステージ後慌のまま非効率で運ばれた
症状に関する知識	テレビで観たことを全て信じる
医療に対する考え方・希望	出来る事はやりたい 長い期間入院ží来ない 夫の為に早く帰りたい
医療機関利用状況	膝痛でクリニックに通っている

図2 ペルソナシート記入例

テージ分けする。院内などに集合して作成する場合は、付箋を使うと便利である（図3）。オンラインで行う場合はGoogleスライドのオブジェクトを付箋代わりにして作成するとよい（図4）。ペイシェントジャーニーマップの作成過程においてはペルソナになりきることが重要なため、「ストレッチャー」などの医療者が使う用語は使用禁止とする。

ステップ5：対象者との接点の明確化

対象者が利用する施設やシステム、Webサイト、医療従事者、家族などの接点を洗い出す。

ステップ6：感情の明確化

ジャーニーのプロセスにおける対象者の感情の変化の洗い出しを行う。この際、ポジティブな感情、ネガティブな感情、ニュートラルな感情を色分けすると分類しやすい。

【Phase 3：課題の発見】

このPhaseでは医療従事者の目線に戻り、作成したペイシェントジャー

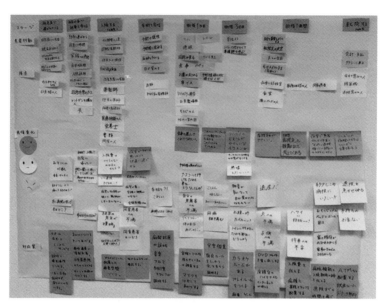

図3 ペイシェントジャーニーマップ見本

ニーマップを俯瞰して検討する。

ステップ7：改善案の決定

　ジャーニーマップ全体を見渡し、PXの改善ポイントを検討する。まず
は各自が改善案を付箋などに記載する。この時点では改善案の質より量を
重視する。その後、どの観点から改善ポイントを出すのかを決めてマトリ
クスを作成し、書き出した付箋をマッピングする（**図5**）。

　これでペイシェントジャーニーマップは完成する。一つひとつの改善案
を検討し、採用/不採用を決めて行動に移すプロセスは次の「PX改善」と
なるため詳細は割愛する。

PX改善

　「可視化」で明らかになった課題の改善を目的とする。業務改善、人材育
成、設備・環境の改善などが挙げられる。下記に改善例を例示するが、実
例は第2部第4章で紹介する。

図 4 Google スライドを利用したペイシェントジャーニーマップ

ステージ	救急車で運ばれる	診察を受ける	入院する	手術を受ける	術後1日目	術後3日目	術後1週間	転院する
患者行動	救急車に乗る / 衣装破れ / 夫に連絡 / 応急処置を受ける	医師と話す / 看護師と相談 / 検査を受ける / 持ち物を確認する / 診察結果を聞く / 入院手続	病室に運ばれる / 説明を受ける / 夫に荷物を持ってきてもらう / 他の患者と出会う / 子どもに報告する	手術室に運ばれる / 麻酔をかけられる / 麻酔から覚める	痛みのことで相談 / のどが渇く・お腹がすく / リハビリ受ける	歩いてトイレに行く / カラオケ仲間に連絡	転院先の候補について説明を受ける / 入院費用を尋ねる	退院準備 / 会計をする / 夫にお迎え連絡
接点	救急隊員 / カラオケ仲間 / 運転手 / 救急看護師	整形外科医院 / 救急医 / 看護師 / 入院手続事務 / 放射線技師	看護師 / 整形外科 / 入院サポート / 同部屋患者 / 家族	医師 / 看護師 / 執刀医	リハビリの人 / ヘルパー	リハビリの人 / ヘルパー / 見舞いに来た家族	医師 / 看護師 / リハビリの人 / ヘルパー	事務の人 / 看護師 / 迎えの家族
感情変化 😊	早く救急車で来てくれて安心	先生優しそう / みんな忙しそう	入院できてよかった / 同部屋の人良い人	好きな曲流していてくれた	体を拭いてもらえて気持ちよかった	意外とここではんが美味しい	松葉杖慣れた	退院嬉しい
感情変化 😐	せっかくの衣装が台無し / 痛い / 不安	骨折れた衝撃 / 格好悪い / 恥ずかしい / 夫呼んでしよう	退屈 / 色んな人が来る / 説明のカラテラ / 沈点の充実	無事に手術が終わった	ちょっと病院に慣れた / 先生怖そう / リハの流れの説明	歩いてリハビリの人 / 入院着はいくら / 歌いたい	そろそろ退院!? / リハビリ以外暇	どこ行くの？ / 次の病院への不安
感情変化 ☹	病院の搬送先の希望 / 迅速な搬送先の決定	手術怖い / 歩けなくなるの? / かかりつけの確認 / 家族のケア	家族に迷惑かけた / 丁寧な説明	手術が失敗したらどうしよう / みんな心配してくれた / 痛い	痛い / リハビリ嫌だ / 医師の対応改善 / 頻回な声かけ・訪問	このあとどうなるの? / 痛み / 職員の手一アクロー	リハビリの人孫みたい / 医師にお礼が必要なのかしら / リハビリ疲れる	どこ行くの? / リハ目標明確化
改善点		治療に対するわかりやすい説明 / 待ち時間に声かけ / 入院治療費の見通しを伝える	病室にタブレット / 説明にタブレット	MSWの介入 / 職員の手一ムフロー / 相談窓口	リハの流れの説明 / 頻回な声かけ・訪問	療養支援のためのカンファレンスに家族も含め参加 / トイレ介助の配慮を統一 / CDプレーヤーを貸し出す	身体機能改善のための見込みを共有する / 入院費の概算を伝える	転院先の情報を統合に / ATMを設置する / 介護保険の説明と申請 / 自主訓練内容の提示

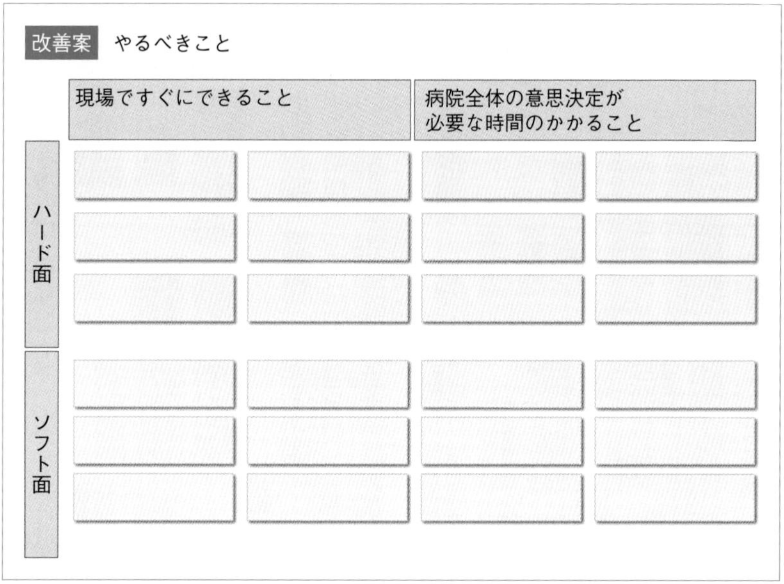

改善案 やるべきこと			
現場ですぐにできること		病院全体の意思決定が必要な時間のかかること	
ハード面			
ソフト面			

図5　ペイシェントジャーニーマップ改善案

　日本の医療機関では、PX サーベイ実施後、PX の改善に結びつけられていないケースが散見されるが、その多くが「院内に結果が周知されていない」、「何から/何を改善すればいいかわからない」というものである。PX サーベイの結果の良し悪しにかかわらず、院内のイントラネットやカンファレンス、掲示板などで公表することが望ましい。特に医療従事者のうち組織内で大きな割合を占める看護部の協力は必須となる。

　何から/何を改善するかであるが、PX サーベイの結果のうち総合的な PX 評価と関係の高い項目から着手する、医療機関の限られた経営資源/人的資源の中で時間がかからないものから順に着手するなど、自院での判断基準を決めておくと現場が動きやすい。PX の改善に取り組み、次年度の PX サーベイの結果が向上すると職員のモチベーション向上にもなるため、小さなことでも必ず毎年改善を加えることが重要である。

1．業務改善
・看護師の事務作業を効率化して患者との対話に時間を割けるようにする

- 患者が看護師とコミュニケーションをとるためのホワイトボードを設置する
- 問診票を紙でなく Web ツールに変更し、管理工数を減らす
- 病院食の見映えやおいしさを改善する
- 退院時の説明資料を簡潔にし、ポイントがわかりやすいように整える

2. 人材育成
- 自院が目指すサービスレベルを全職員で共有する
- ベストプラクティスを共有する機会を提供する
- コミュニケーショントレーニングを開催する
- 管理職にコーチングのプロコーチをつける
- 患者による講演会を開催する

3. 設備・環境の改善
- 夜間の騒音を減らす
- 観葉植物やアートを飾る
- 室内の空調に気を配る
- 院内に休憩用の椅子を設置する
- 病院で迷子にならないよう、動線をわかりやすく示す

構造改革

　自院全体の仕組みや構造を見直し、抜本的な改革に着手することを目的とする。「可視化」や「PX改善」のプロセスは一部署でも実行可能だが、「構造改革」では病院幹部の意思決定とリーダーシップが必須となる。日本ではほとんど着手されておらず、なじみのないものが多いが、今後、病院幹部が旗振り役となって取り組む姿勢が期待される。

1. PX専門部署の設置
　海外では "Office of Patient eXperience" などと呼ばれる PX 推進室が組織されている。室長は医師などが就任し、自院の PX レベルに責任をも

つ。PX サーベイの結果を分析・公表したり、改善策を推進したりする役割を担う。職員の声に耳を傾けるリスニングツアーや夜食の提供サービスなどを通して職員の声を拾い上げることに努めている。

2. 院内ラウンドの制度化

従来は病院幹部が院内ラウンドを行っていたが、昨今、海外では病院幹部に限らず、看護師などの医療従事者によるラウンドも積極的に行われており、病院経営者が最も重視する取り組みの一つになっている。入院期間中、2日に1回程度訪問されていると患者が認識すると、医療者のチームワーク、看護コミュニケーション、医師とのコミュニケーション、病院の推奨度にプラスの影響があるとされる[1]。

3. Employee eXperience（EX）向上

EX は「従業員経験価値」とも訳され、医療機関であれば自院職員の全ての経験を指す。「PX を高めるには医療サービスを提供する職員のケアが重要」との考え方により、特にコロナ禍で注目を集めてきた。自院の EX を可視化するにはサーベイやインタビューなどの方法が採用されている。EX を高めることによって PX や医療安全指標の改善、離職率低下が報告されており[2~4]、日本でも今後取り組みの加速が予想される。EX については第1部第1章4で詳細を述べる。

4. 職員の well-being 向上

EX と同様の背景から注力されているもので、well-being は身体的、精神的、社会的に満たされ、幸福な状態とされる。英国では、職員の長期欠勤理由の上位2位が精神疾患とストレスであるとの調査結果があり、離職理由の一つともされている[5]。日本の医療機関でも職員の well-being 向上に取り組むことで、離職や長期休職などの問題解決が期待される。

5. 病院マーケティング兼ブランディング

理念や運営方針など自院が大切にしていることや、PX 向上施策などをホームページや動画、ポッドキャストなどで公開し、認知してもらうため

の取り組みである。米国のクリーブランド・クリニックでは、各医師が大切にしていることや信条などをプレゼンテーションする動画と患者による五つ星評価（5段階での評定）を一般公開し、他院との差別化を図っている。

6．イノベーション

　PXを高めるために、従来のやり方を抜本的に変える取り組みである。先述のクリーブランド・クリニックは世界最高水準の医療サービスを提供しており、遠方から訪れる患者が多いため、利便性を向上させるアプリ"MyChart"を開発した。登録した患者は、処方箋の更新依頼や医師とのテキストチャット、診察予約、自身の健康状態などがアプリ上で閲覧できるようになっている。現在日本でもDX（Digital Transformation）化に向けた動きが加速しているため、同様の取り組みの増加が見込まれる。

＊　　　　　　　＊

　PXM®の全体像や主な取り組みは先述したが、具体的な実例は第2部第4〜6章で紹介する。

文献

1）Carbajal E：'A total disruptor to how we do business'：Cleveland Clinic's new patient experience metric. Becker's Hospital Review, 2022-09-02, https://www.beckershospitalreview.com/patient-experience/a-total-disruptor-to-how-we-do-business-cleveland-clinic-s-new-patient-experience-metric.html（2023年6月2日参照）
2）A Prescription for Better Performance：Engaging Employees at VA Medical Centers. Partnership for Public Service and BCG, 2019, https://ourpublicservice.org/wp-content/uploads/2019/03/BPTW18_VA-issue-brief.pdf（2023年6月5日参照）
3）Kang R, et al：Association of Hospital Employee Satisfaction with Patient Safety and Satisfaction within Veterans Affairs Medical Centers. Am J Med **132**：530-534, 2019
4）Haufe S：Improving patient experience by engagement your employees. Qualtrics, 2021-12-02, https://www.qualtrics.com/blog/improving-patient-experience-by-engaging-your-employees/（2023年6月2日参照）
5）Chartered Institute of Personnel and Development（CIPD）：Health and Well-being at Work Survey 2019, https://www.cipd.co.uk/Images/infographic-health-and-wellbeing-2019_tcm18-56171.pdf（2023年6月2日参照）

（曽我香織）

column1

患者中心の医療

　「患者中心の医療」という言葉は、「疾患中心の医療」との対比で英国の医師、マイケル・バリントらによって約70年前に導入されたものである[1]。この背景には、伝統的な「生物医学モデル」に基づく医療に対する反省が存在する。「生物医学モデル」によると、病気は「生物学的な構造や機能における一つの変化」としてのみ解釈される。この場合には、病気による患者の不安、恐れ、家族の落胆、仕事上の問題、経済的困窮などが放置されてしまう。例えば、急性の感染症のように抗生物質を投与することで治癒する場合にはこれらの問題は顕在化しないのかもしれないが、慢性疾患の場合にはこれらが重要になってくる。その解決のために「生物・心理・社会的モデル」が提唱された[2]。このモデルによれば、例えば狭心症による胸痛体験は、心臓血管系の過程であると同時に、心理的状態（不安、パニックなど）と環境的状況（例えば、離職、離婚、親族との死別など）の間の動的な相乗作用によるものと捉えられる。米国の精神科医にして医療人類学の第一人者でもあるアーサー・クラインマンは、「疾患（disease）」、「病い（illness）」という言葉をそれぞれのモデルによる病気の捉え方に対応させたうえで、「病の語り」を引き出して、それを傾聴し、それに価値を置いた医療を提供することの重要性を指摘した[3]。

　以上のような歴史的背景を経て、現在「患者中心性」は「個々の患者の意志、ニーズ、価値意識を尊重し、患者の要望に応える医療を提供し、同時にすべての臨床方針は患者の価値観を尊重して決定すること」と定義されている[4]。

文献

1) Balint M：The Doctor, His Patient and the Illness. International Universities Press, 1957
2) Engel GL：The need for a new medical model：A challenge for biomedicine. Science **196**：129-136, 1977
3) Kleinman A（著），江口重幸，他（訳）：病の語り―慢性の病をめぐる臨床人類学．誠信書房，1996
4) Institute of Medicine Committee on Quality of Health Care in America（著），医学ジャーナリスト協会（訳）：医療の質―谷間を超えて21世紀システムへ．日本評論社，2002

（安藤　潔）

4. CX、EX の定義および PX との関係

　人がさまざまなサービスを通じて得られる満足感を示す「エクスペリエンス」という言葉がある。PX、患者のエクスペリエンスより先に広まった CX、そして PX との相関が高いとされる EX についても併せて学んでおきたい。

Customer eXperience（CX）とは何か

　PX を理解し、推進するうえで参考となるのが、CX（Customer eXperience：顧客経験価値）である。CX とは、ある商品やサービスの購入を検討したり、実際に購入したり、利用したりする際に生じる全ての経験を指す。企業の差別化戦略の一つとして注目を集めている指標であり、1999年、バーンド・H・シュミット（当時コロンビア大学ビジネススクール教授）が著書『経験価値マーケティング─消費者が「何か」を感じるプラスαの魅力』[1]のなかで「経験価値」という概念を提唱したことをきっかけに注目され始めたとされる。

　かつては高い経済成長率と人口増加率を誇った日本も、少子高齢化や人口減少に伴い消費が低迷し、医療・介護業界など一部の分野では国内需要が拡大する一方で、その他多くの業界では国内需要が縮小することが指摘されている[2]。このような厳しい市場環境のなか、CX は約 15 年前から徐々に日本にも広まり、著名な企業でも CX 向上の取り組みがなされている[3]。100 カ国以上の CX 向上支援を行う Genesys Cloud Services 社が2021 年に行った調査[4]によると、アジア太平洋地域の企業の 63％が「CX

を取締役会レベルの優先事項」であるとしている。

先述のシュミット[5)]は、「CX に注意を払えば CS（Customer Satisfaction：顧客満足度）は自然に生まれる」と主張する。高い CS を得ることで、自社の商品やサービスが顧客に選ばれ続け、結果として利益向上につなげるために重要な指標が CX と考えられる。そして、医療機関でいうならば、「顧客」は「患者」に置き換えることができる。

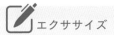

エクササイズ

CX や CS の考え方を自分の普段の生活に当てはめて考えてみましょう。ご自身の思わぬ一面、お気に入りのサービスや商品のアピール戦略が見えてくるかもしれません。

▶ 1 あなたが普段利用しているサービスや飲食店、商品などで愛着を感じているもの・繰り返し利用したくなるものは何ですか？—それらのどのような点に引かれますか？
▶ 2 1 で挙げたものに共通点はありますか？

顧客（患者）のニーズを理解する

CX を高めるには、顕在的・潜在的な顧客ニーズを把握することが重要である。顕在ニーズとは、顧客が「これが欲しい」と商品やサービスの必要性を自覚している状態を指す。

例えばステーキハウスに行ったらメニューでステーキを選ぶことができ、それほど待つことなくステーキが運ばれてきて、値段相応のおいしいステーキが食べられる。さらにステーキに添えられた野菜もおいしい、といったことが顕在ニーズに該当する。

一方、潜在ニーズとは、顧客自身が気づいていないニーズを指す。例えば同じ店舗でいつも決まったメニューを頼んでいるので、店員が自分のことを覚えてくれて注文しなくてもオーダーが入り、かつ、付け合わせのコーンが大好物であることを知っていて少し多めに添えてくれる、などである。

表　価値の４段階

第１段階	基本価値	取引の基本になる不可欠な価値要因
第２段階	期待価値	取引で顧客が当然期待する価値要因
第３段階	願望価値	期待はしていないが、あれば高く評価する価値要因
第４段階	予想外価値	期待・願望のレベルを超え、喜び・感動を与える価値要因

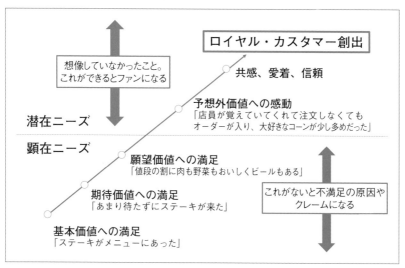

図１　価値の４段階（あるステーキハウスの例）

　顧客ニーズをより細かく考えるうえで、サービス・マネジメントの権威であるカール・アルブレヒト[6]が提唱した「価値の４段階」と呼ばれるフレームワークがある（表）。顧客にとっての価値を４段階にレベル分けしたもので、４段階すべてが満たされると顧客ロイヤルティ向上につながるとされている。

　このうち、第３段階の願望価値までが顕在ニーズ、第４段階の予想外価値が潜在ニーズとして整理できる（図１）。

　基本価値〜願望価値までは一般的なステーキハウスでも同様の価値提供がなされていると考えられ、差別化要因にはなりにくい。しかし、予想外価値を提供するには顧客サービスの個別化が求められるため、他店舗との

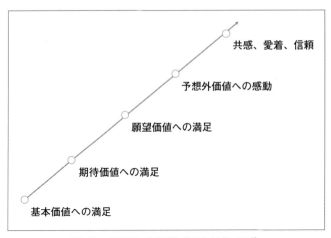

図2 価値の4段階（エクササイズ）

差別化要因になり得る。個別化されたサービスが提供されると、顧客ロイヤルティが向上し、積極的にその店に来店するようになったり、友人に店を勧めたり、SNSにアップロードしたりなど、ポジティブな行動につながりやすい。それが結果として企業の利益として還元されると考えられている。

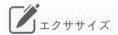エクササイズ

「価値の4段階」は顧客（患者）のニーズを理解するうえでも非常に有用なフレームワークです。以下のエクササイズを通して、身近なサービスについて検討してみましょう。

▶ あなたがカフェや喫茶店に行ったときの「価値の4段階」を具体的に記載してみましょう（図2）

　予想外価値を提供するには、顧客の視点に立ち、顧客の潜在ニーズに耳を傾けることが重要である。アルブレヒトは共著『サービス・マネジメント』[6]の中で次のように述べている。

"医師や看護師、その他の病院のスタッフに、入院時に患者が重要だと考える要因は何かを尋ねてみたとしよう。おそらく、優れた医学的ケアや親しみやすく丁寧なスタッフ、快適な環境、おいしい食事等々、言い古された言葉を並べ立てるであろう。同じ質問を患者にしてみれば、別の答えが返ってくる。「私の家族や友人が医者や看護師を呼んだり、何か質問しようとしたりした時、どのような対応を取ってくれるか」「私が病状について学習しようとした時に支援し、退院後にも継続的にケアしてくれるか」「自分の治療法について、私が意志決定する権利を認めてくれるか」「私の治療に関する他の提供者たちと、うまく調整してくれるか」などだ。"

"患者にリサーチすれば、価値にかかわる決定的な要因の存在が明らかになる。多くの医療関係者がまったく捉えておらず、どう対処してよいかすらわかっていない。それは信頼である。正確にいうなら、信頼の欠如である。―中略―ある病院でサービス・マネジメントの導入を進めた初期の段階で、患者が治療を受けるうえで影響するであろう心理的なスタイル、すなわち感情や態度の組み合わせがあることを発見した。しかし医療従事者たちは、すべての患者にほとんど同じやり方で対応しようという傾向が見られた。患者がどれほど情報提供や安心、自発性、治療への関与といったニーズを示しても、非常に粗雑な「全員に同じサイズの服を着せる」式のコミュニケーションを行っていたのである。患者をスタイル別に4タイプに分けるモデルを開発することで、患者ごとの重大な差異を認識し、個々の患者が受け取る価値の知覚をよい方に向けるために、病院スタッフを個々の患者の違いに対応できるようにするトレーニングが可能になったのである。"

多忙な医療現場の中で患者の個別ニーズに即座に対応する方法の一つとして、患者をタイプ別に分けることは有用と考えられる。しかし、価値観や考え方、置かれている状況・背景は一人ひとり異なるため、タイプ別に分ければすべてのニーズに応えられるわけではない。顧客（患者）ニーズは常に変化しており、同じ患者でもその時々で求めることは異なる。患者をステレオタイプに当てはめて対応しようとすると、クレームにつながることもある。

ニーズに応え続けるには、顧客（患者）の声に耳を傾け、商品やサービ

ス提供に反映させ続ける姿勢が重要である。患者ニーズの引き出し方は、第2部第3章で詳しく紹介する。

高い CX を創出するには

　CX をさらに深く理解するため、世界的に高いエクスペリエンスを提供する企業事例を紹介する。

1. チャンギ国際空港

　シンガポールのチャンギ国際空港は、世界で最も CX の高い空港の一つである。航空サービス調査会社 Skytrax が実施する「世界空港アワード」[7]で 2013〜2020 年まで 8 年連続で第 1 位、2021 年、2022 年は 2 年連続で 3 位となり、カタールのドーハ・ハマド国際空港、羽田空港に上位の座を譲ったが、2023 年には再び 1 位に返り咲いた。同アワードは 1999 年に開始された世界初となるグローバルな空港の顧客調査で、500 以上の空港を対象に、100 カ国以上の空港利用者が投票する。空港の快適さやトイレの配置、空港スタッフの言語スキルなど 41 項目の評価基準があるとされる。

　チャンギ国際空港では「チャンギ・エクスペリエンス」として個別化された、ストレスフリーな、よい意味で驚きの瞬間をもたらす空港を目指している。具体的には、利用者のニーズに応えられるよう、ターミナル周辺にキオスクを設置している他、効率的に買い物をしたい顧客ニーズに対応するコンシェルジュの配置[8]、利用者が予定しているフライトの変更情報をスマートフォンに通知する個別サービスなどを提供する。

　その他の象徴的な取り組みとして、インスタント・フィードバックシステムの活用がある。チャンギ国際空港では、空港内のさまざまな場面で利用者からフィードバックを収集している。出入国審査の後、トイレの出口、売店のレジ横などにタブレット端末が設置されており、利用者は「最高/良い/平均的/悪い/とても悪い」の 5 段階の顔マークでエクスペリエンスを評価する（図 3）。悪いエクスペリエンスが収集された場合、システムがそれを検知して担当スタッフのスマートフォンに伝達される仕組みとなって

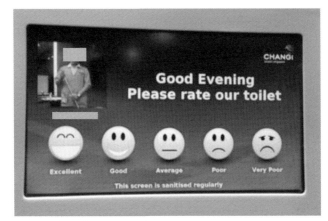

図 3　チャンギ国際空港のインスタント・フィードバック
システム

いる。さらに担当スタッフの管理責任者にも警告が行き、管理責任者には
即座に問題解決を行うことが求められる。顧客のフィードバックを受け、
即座にサービス改善を行う仕組みと体制を備えることで、高いエクスペリ
エンスを維持している。

2. 日産自動車

　日産自動車では、CX を活用してデジタルマーケティングを行う部門を
独立させている。同社の調査結果によると、従来と比べて顧客のディー
ラーへの平均訪問回数は 2.6 回と大きく減っており、Web 上で車選びを行
うスタイルにシフトしたと考えられた。そこで、顧客が車選びを Web で
行っている際の行動をカスタマージャーニーマップで把握し、それに応じ
たアプローチを行うことで成約確率の高い顧客の来店を増やすことができ
ると考えた同社は、前述のように部門を独立させ、デジタルマーケティン
グに注力した。顧客にとって最適なコンテンツのオートメーションによる
提供、顧客属性に基づいたマーケティングを行ったことで、離脱率の改善
や個別提案メールへの反応率などが高まった[9]。

PX 向上に必要な EX

PX や CX を高めるには、組織で働いている職員の協力が必須である。一人ひとりの職員がどのような意識・姿勢で仕事に取り組むかにより、PX や CX が左右されることは想像に難くない。そこで EX（従業員経験価値）向上にも取り組んでいくことが大切である。

EX は 2015 年頃から認知され始めた概念である。EX は、働く人が経験する全ての体験を指す。EX を高めることで、組織目的達成のためのエンゲージメント向上、従業員の well-being 向上、患者（顧客）へのよりよい PX（CX）につなげられるとされる。グローバル企業ではすでに一般的な概念となっており、Google やスターバックス、Facebook（メタ・プラットフォームズ）などで注力されている。このような流れを受けて、国内外の医療機関においても EX に取り組み始めている。EX を高めることによって、職員の離職率の低下やさらなる医療サービスの質向上が期待されている。先述のチャンギ国際空港でも、CX のみならず EX にも精力的に取り組んでいる。同社では、幸福感をもって働いている社員は、より高い生産性とよいサービスを提供できるとしている。

EX と PX

EX と PX は、相互に影響し合うと考えられる。海外では、業務に熱心な職員が患者満足度（PS）を高め、ケアの質の向上と経営的利益の向上につながるという研究結果が報告されている[10]。米国の退役軍人医療センター（Veterans Administration Medical Center: VAMC）における調査結果では、職員の組織に対する満足度（EX）が高いほど、患者の安全性が向上することが報告されている（$\rho = -0.19$、$P < 0.05$）[11]。

また、米国の医療コンサルティングファーム、Press Ganey 社による分析では、PX が優れている病院は業績（安全性、技術的品質、入院期間、再入院率）も優れていることが示されており、EX もこれらのパラメーターと相関していることが報告されている[12]。

Press Ganey 社の調査結果を基に Harvard Business Review が行った調

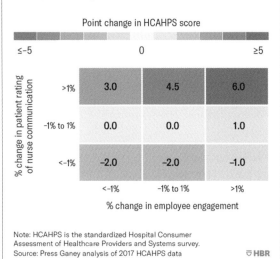

図 4　PX と EX（文献13より転載）

査結果では、看護師とのコミュニケーションと職員エンゲージメントの両方で1％以上のパフォーマンス向上がみられた病院では、病院全体の評価（HCAHPS スコア）で平均6ポイントのパフォーマンス向上がみられている（図4[13]右上のボックス）。一方、いずれかの領域でのみ改善がみられた場合、全体的な評価にはほぼ変化が確認できていない。エンゲージメントなどの1領域が改善されたとしても、他の領域の低下がそれを相殺し、全体的な評価の低下につながる可能性があることが示唆される（図4）[13]。

　これらのことから、PX と EX に注力することは医療サービスの質向上につながるだけでなく、経営にもプラスの影響が期待できるといえる。

文献

1) Schmitt BH（著），嶋村和恵，他（訳）：経験価値マーケティング—消費者が「何か」を感じるプラス a の魅力．ダイヤモンド社，2000

2) 総務省：平成 27 年度版 情報通信白書．pp.251-316，2015

3) 曽我香織：顧客経験価値（CX）の重要性．日経クロステック，2016-06-27，https://tech.nikkeibp.co.jp/dm/atcl/feature/15/062200032/062200001/?ST=health（2023 年 6 月 6 日参照）

4) Genesys Cloud Services 社ホームページ：消費者から企業に対する顧客サービスにおける最も大きな要望は迅速な対応と初回コンタクト時の問題解決．2021-12-01，https://www.genesys.com/ja-jp/company/newsroom/announcements/state-of-cx-report-211201（2023 年 6 月 24 日参照）

5) Schmitt BH（著），嶋村和恵，他（訳）：経験価値マネジメント—マーケティングは，製品からエクスペリエンスへ．ダイヤモンド社，2004

6) Albrecht K，他（著），和田正春（訳）：サービス・マネジメント．ダイヤモンド社，2003

7) Skytrax World Airport Awards，https://www.worldairportawards.com/（2023 年 6 月 6 日参照）

8) Changi Airport：Cgangi Luxury Shopping Concierge Service［Video］．Retrieved from https://youtu.be/3DJKePvaZV8

9) 店舗訪問回数が激減した時代に顧客との信頼関係構築を目指す日産の戦略とは．ダイヤモンドオンライン，2017-08-16，https://diamond.jp/articles/-/136693（2023 年 6 月 7 日参照）

10) Haufe S：Improving patient experience by engagement your employees. Qualtrics, 2021-12-02, https://www.qualtrics.com/blog/improving-patient-experience-by-engaging-your-employees/（2023 年 6 月 2 日参照）

11) Kang R, et al：Association of Hospital Employee Satisfaction with Patient Safety and Satisfaction within Veterans Affairs Medical Centers. Am J Med **132**：530-534, 2019

12) Lee TH：How U. S. health care got safer by focusing on the patient experience. Harvard Business Review, 2017-05-31, https://hbr.org/2017/05/how-u-s-health-care-got-safer-by-focusing-on-the-patient-experience（2023 年 6 月 7 日参照）

13) Buhlman NW, et al：When Patient Experience and Employee Engagement both improved, hospitals' rating and profits climb. Harvard Business Review, 2019-05-05, https://hbr.org/2019/05/when-patient-experience-and-employee-engagement-both-improve-hospitals-ratings-and-profits-climb?registration=success（2023 年 6 月 7 日参照）

（曽我香織）

5. 海外における PX

　英国で誕生した PX は、世界の多くの国で医療の質を測る指標として用いられている。ここでは約 40 年前の PX 成立前史にまで遡り、その成立過程を概観した後、現在 PX が海外でどのように活用されているかを見てみよう。

英米における PX 誕生の背景

　まず、PX 成立の時代背景と併せて、特に PX に関する取り組みが進んでいる英国、米国で PX が誕生した過程を紹介する（図 1）。

　医療の質のうち、「患者中心性」を示す概念である PX は英国から始まった。英国はかつて世界で最も社会保障が充実した国として知られていたが、1970 年代の第二次オイルショックによる世界同時不況以後は、医療を含む公共サービス事業が大きな財政負担となっていた。サッチャー政権（1979〜1990 年）は社会保障費をいかに財政的に効率化・合理化していくかを課題として、市場原理に基づいた NHS（National Health Service；英国国民保健サービス）の改革に踏み切った。結果として医療サービスの量および質の悪化を招き、NHS に対する国民の不満を高めることになった。

　サッチャー政権から続いた保守党政権による医療費抑制政策を否定し、積極的な財政政策に切り替えたのが労働党のブレア政権（1997〜2007 年）である。医療に投資し、サービスの質を高めることで医療の立て直しを実現した。その過程で、PX の考え方に基づいた患者調査プログラムの開発が進められた[1]。この患者調査プログラムが、現在NHSが採用しているPX

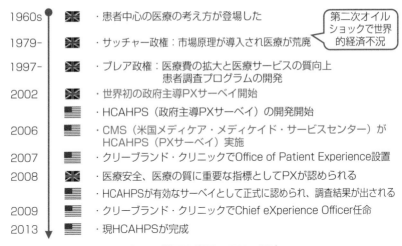

1960s	🇬🇧	・患者中心の医療の考え方が登場した	第二次オイル
1979-	🇬🇧	・サッチャー政権：市場原理が導入され医療が荒廃	ショックで世界的経済不況
1997-	🇬🇧	・ブレア政権：医療費の拡大と医療サービスの質向上 　患者調査プログラムの開発	
2002	🇬🇧	・世界初の政府主導PXサーベイ開始	
	🇺🇸	・HCAHPS（政府主導PXサーベイ）の開発開始	
2006	🇺🇸	・CMS（米国メディケア・メディケイド・サービスセンター）が 　HCAHPS（PXサーベイ）実施	
2007	🇺🇸	・クリーブランド・クリニックでOffice of Patient Experience設置	
2008	🇬🇧	・医療安全、医療の質に重要な指標としてPXが認められる	
	🇺🇸	・HCAHPSが有効なサーベイとして正式に認められ、調査結果が出される	
2009	🇺🇸	・クリーブランド・クリニックでChief eXperience Officer任命	
2013	🇺🇸	・現HCAHPSが完成	

図 1　英国と米国の PX の歴史

サーベイの原型となっている。2002 年には NHS 主導で初の本格的な PX サーベイが実施された。

　現在の PX サーベイは NHS Trust の全病院を対象とし、1 泊以上入院した 16 歳以上の患者に対して実施する。成人入院患者、子どもおよび若者、緊急・救急医療、妊婦、地域精神保健の 5 つのカテゴリに分かれている。COVID-19 のパンデミック時には医療機関の受診状況を確認するためのサーベイも行われた。

　英国とほぼ同時期に PX に取り組んだのが米国である。1970～80 年代にかけて、当時主流だった PS 調査に対して、「測定尺度が標準化していない」、「信頼性・妥当性が担保、考慮されていない」といった否定的な見方がされるようになった。1995 年に AHRQ（Agency for Healthcare Research and Quality；米国医療研究・品質調査機構）が CAHPS（Consumer Assessment of Healthcare Providers and Systems）プロジェクトを開始するなど、政府主導によって PX サーベイの開発が進められた。2006 年、CMS（Centers for Medicare and Medicaid Services；米国メディケア・メディケイド・ザービスセンター）主導で PX サーベイを開始した。

　HCAHPS の設問数は 29 で、次の 10 点が重要な評価指標となっている。

・看護師とのコミュニケーション
・医師とのコミュニケーション
・病院スタッフの対応
・医薬品についての情報提供
・退院についての情報提供
・ケアの移行
・病院の衛生管理
・病院の落ちつき、静けさ
・病院の総合的評価
・病院の推奨度

　病院向けの HCAHPS は、公的医療保険制度であるメディケアで支払われる診療報酬の要件となっており、各病院の PX サーベイの結果がレーティングされている。全米の病院の 7 割以上が参加することから、全国規模で病院間の比較が可能である。

世界の PX サーベイ

　2000 年前後には、英国、米国だけでなく欧州の各国において、患者調査の分析で PX が指標として使用されるようになった[2]。欧米をはじめ、アジア、アフリカ、中東などの医療機関でも国を挙げて PX を推進し、統一した指標をつくるなど、PX の推進・研究が行われている（図2）。

　PX の取り組みは、まずは定量化が基本となる。尺度に違いはあるものの、どの国においても PX の推進＝サーベイの実施となる。英国、米国以外の PX サーベイの概要については次のようになっている。

1. オーストラリア

　2009 年から毎年、国の統計機関である ABS（Australian Bureau of Statistics）が実施している。Multipurpose Household Survey という、労働環境に関するサーベイの一部であり、医療へのアクセスと患者−医療者間のコミュニケーション分析を目的とする。サーベイの対象となる医療者・医療環境として、総合診療医、専門医、歯科医、医用画像・病理学実験、入

	米国	カナダ	英国	フランス	北欧	オーストラリア	ニュージーランド	南アフリカ	日本
政府が推進	○	○	○	○	○	○	○	○	×
PX統一指標	○	○	○	○	○	○	○	○	×
開始年	2006	2014	2002	2018	不明 2009年頃	2009	2014	不明 2000年頃	−
頻度	年1回	年1回	年1回	年1回	年1回	年1回	年4回〜	年1回	−

上記以外に、イスラエル、サウジアラビア、UAE、インドなどでも
PXの研究・推進が進められており
PXを重視する傾向は全世界的に広がっている

図 2　世界各国の PX の取り組み状況

院、救急外来の 6 つがある。

2. ニュージーランド

2014 年から、政府機関 Health Service and Safety Committee が実施する。サーベイの種類は、Adult Inpatient Survey（成人の入院患者を対象としたサーベイ）と Primary Care Patient Experience Survey（プライマリ・ケアの患者を対象としたサーベイ）の 2 つがある。

Adult Inpatient Survey は、国内にある 20 の DHB（District Health Board；地域医療保健委員会）が最低 3 カ月に 1 回、DHB の資金で運営する公立病院で行われる。質問項目は 20 あり、PX の 4 つのキーポイント、①コミュニケーション、②パートナーシップ、③連携、④物理的・心理的サポート──をカバーした内容となっている。

Primary Care Patient Experience Survey は、Primary Health Organization に加盟するかかりつけ医（GP）や看護師、薬剤師などのサービスの質と安全性の向上を目的としたもので、15 歳以上の患者が対象である。頻度は Adult Inpatient Survey と同じく 3 カ月に 1 回、オンラインにより実施

する。モジュール形式で、前述の4つのキーポイントを測定する。患者は自分が経験した項目のみ匿名でオンライン回答し、任意でフィードバックを受けることができる。

3. カナダ

　非営利組織CIHI（The Canadian Institute for Health Information）によって行われている。2014年にCPERS（The Canadian Patient Experiences Reporting System）というシステムを導入し、サーベイのほか国内のPXに関するデータを一括して集めている。サーベイは22の設問を米国のHCAHPSより引用し、27の設問はカナダ独自のものであり、また人口統計に活用するために7の設問を設けている。独自の設問は次のような内容である。
- 入院について（直接の入院/緊急入院）
- 人間中心のケアについて（コミュニケーション/検査のタイムライン/意思決定への関与/精神的サポート）
- 退院と移行
- 国際的評価

4. フランス

　2004年にフランス政府によって設立されたHAS（La Haute Autorité de Santé）という、医療の質の向上を目指した公的機関によって2018年からPXサーベイが行われている。48時間以上入院した患者が対象で、設問は60項目である。受付、治療、入院中の病室と食事の質、退院の段取りの4分野についての設問が主である。100点満点の満足度スコアで表示され、スコアによってフランス全土の各医療施設が4つのランクに分類される。結果はすべてScope Sante（https://www.scopesante.fr/）というHASが運営するサイトで公開しており、誰でもアクセスして各施設を比較できる。

5. インド

　インドに限らずではあるが、発展途上国における医療保険サービスの重要な課題としては、「患者の症状と無関係な治療の実施」、「医療従事者への

非公式の報酬払い」、「患者のプライバシーの欠如」、「医薬品の供給不足」の 4 つが挙げられる。インドではこれらの課題解決に向け、患者が医療の質を評価する仕組みを導入するという視点のもと、2003 年にサーベイを実施した。

　ウッタル・プラデーシュ州保健システム開発プロジェクトの一環として行われ、28 地区 117 施設が参加した。最終的なサンプルとして 12 の地区病院、12 の女性地区病院、17 の地域保健センター、13 の一次保健センターの計 54 施設が選ばれた。インドにおける入院患者および外来患者の満足度に、大きな影響を及ぼす事象は 5 つ（薬の入手可能性、医療情報、スタッフの行動、医師の行動、病院インフラ）に分類されている。

6. 北欧

　北欧では 11 の国や地域が参加する共同の PX サーベイ、NORPEQ（The Nordic Patient Experiences Questionnaire）を実施する。国家間での医療の質の比較とサーベイ結果を公開し、患者や住民、医療従事者、政治家に情報提供と医療の質についての共通理解を促している。従来は各国で独自に患者調査を行っていたが、調査対象となる患者層、調査方法、設問項目を統一することにより、保健医療サービスの質向上を推し進めている。

　サーベイの特徴としては、患者の入院経験を問う質問が含まれていることと、各国間の比較の有用性を高めるために、デンマーク語からフィンランド語、さらにデンマーク語といったように質問項目のバックトランスレーションを行うことで、言語によるニュアンスの違いをなくしている。国境を越えて医療の質に関する情報を提供し、各国間で比較が可能となっているのは、治療費が事実上無料であることなど、参加国の医療制度、ヘルスケアシステムが類似しているためである。

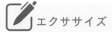 エクササイズ

- -
　ここまで海外での PX 実施の状況について概観してきました。それでは、日本と比較してみるといかがでしょうか？　次のエクササイズで考えてみましょう。
- -

▶ 海外では PX が普及しているのに比べて日本での認知度が低いのは
なぜでしょう。文化的背景、医療制度の違いなどを念頭にディス
カッションしてください。

グローバルで推進される PX

医療の質を測る尺度として、すでに PX は世界で認識されており、PX 向
上に向けた取り組みが行われている。各国の知見と実践、課題認識をグ
ローバルで共有する動きとして米国の PX 推進団体 The Beryl Institute が
2021 年に立ち上げたのが「Global Council」という協議会である。

PX のグローバル基準をつくって世界で展開することを目指したもので、
米国以外の国で PX を推進する組織に所属するメンバーが集まり、知恵や
アイデアを出し合いながら具体的なアクションにつなげたいと考えてい
る。メンバーは、ブラジル、シンガポール、コロンビア、スペイン、カナ
ダ、サウジアラビア、オーストラリア、ニュージーランド、フランス、イ
スラエル、パキスタン、南アフリカ、ラトビア、ベルギー、日本の 15 カ
国 24 人。日本からは PX 研究会を代表して筆者が参加している。

協議会の立ち上げ時に、今後行っていくアクションとして次の 8 つを挙
げた。議論を通じて PX の定義づけをはじめ、世界共通の測定方法や実践
などについての考えを深めていくとしている。

1．組織として PX、HX（Healthcare eXperience；ヘルスケアにかかわるす
べての人のエクスペリエンス）を支持/ヘルスケアの未来をリードする

2．新しい PX の測定方法を開発/患者と全スタッフの声を聞く

3．PX におけるエビデンスのある実践をマッピング、強化する

4．PX の質とアウトカムとの関連を強める

5．研究を通じて PX の影響力を拡大する

6．患者パートナーシップの重要性・価値を高める

7．より広い視点、HX から公平性と格差の問題を考える/健康をグローバ
ルな優先事項とする

8．エクスペリエンスの学習や知識に影響をあたえるために教育・アカデ
ミアに取り組む

PXを支援するもの		PXの障害となるもの	
46%	PXリーダー、組織の結成	PX重視によりほかの優先順位が下がる	41%
43%	トップからの目に見える協力なサポート	医療者の燃え尽き、ストレス	33%
36%	ポジティブな組織文化	PX推進リーダーが多方面に取り組む	32%
29%	体験をサポートする医療職の管理者	変化への文化的抵抗	28%
29%	組織で働くすべての人のかかわり	十分な予算、必要なリソース不足	26%

図3　PXを支援するうえで最も成功したもの、最大の障害となったものは？
（文献3より作図）

　医療を取り巻く環境、PXの現状については国によって違いがあるものの、基本的な考え方、課題認識は共通する。Global Councilのメンバーで2021年、「グローバルな視点から見た、ヘルスケアにおけるHXの向上」というホワイトペーパーを発行した[3]。そのなかで、Beryl Instituteが過去10年間にわたって調査した結果の1つとして、PXの取り組みを支援するうえで最も成功したもの、最大の障害・障壁となったものを挙げている（図3）。この結果からはPX向上は組織トップのリーダーシップが欠かせないこと、PXを重視することで医療の質やスタッフのWell-beingが下がってしまうと最終的にはPXが低くなることがうかがえる。

　また、Beryl Instituteと米国で30年以上にわたって医療機関のPX向上をサポートしてきたPress Ganeyでは、HXの現状に関する調査を2023年1〜2月に実施した[4]。Beryl Instituteのグローバルコミュニティに参加する25カ国約600人が回答したもので、①エクスペリエンスへの取り組みの優先順位、②エクスペリエンス構造における重要な要素、③エクスペリエンスがもたらす影響と取り組み全体に対する認識――といった構成となっている。ちなみに海外では近年、PXという言葉に代わり、PXをより

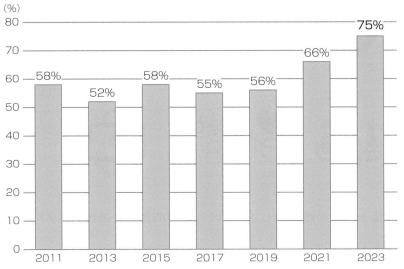

図4 **エクスペリエンスへの取り組みを義務づけしている組織** （文献4より作図）

広義的に捉えたHXという言葉が使用される傾向にある。

　この調査[4]のなかで海外におけるPXのトレンド、スタンダードがわかるデータを紹介する。

　COVID-19による影響として、医療機関のPX向上への取り組みが停滞したのではないかといった指摘は海外で多くみられたが、エクスペリエンスの重要性はさらに強化されているようである。「組織としてエクスペリエンスへの取り組みを義務づけしている」という回答は75％と、2011年以降で最も高かった（図4）。回答者の多くはPXへの取り組みが比較的進んでいる組織に所属していることが推察されるが、それにしても3/4は「PXは組織が前進するために不可欠な戦略的要素である」という認識をもっているのである。

　PXという言葉には、いくつかの概念・要素が含まれている。同調査[4]において、PXのうち何を重視しているのかを聞いたところ、「患者・家族の経験」、「カスタマーサービス」、「患者の安全」、「医療の質・アウトカム」が上位を占めた（図5）。これらは従来からPXを語る際に必須ともいえるワードである。

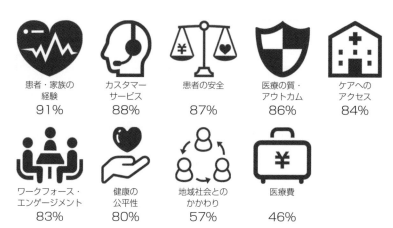

患者・家族の経験 91%	カスタマーサービス 88%	患者の安全 87%	医療の質・アウトカム 86%	ケアへのアクセス 84%
ワークフォース・エンゲージメント 83%	健康の公平性 80%	地域社会とのかかわり 57%	医療費 46%	

図 5　PX の考え方として、それぞれをどの程度含むべきか？（文献 4 より作図）

　一方、2021 年以降に大幅に増えたのは、「ケアへのアクセス」、「ワークフォース・エンゲージメント」、「健康の公平性」である。患者がどのように医療を受けるか、尊重されていると感じるか、また医療従事者がどのようにして積極的な患者ケアの確保にかかわるかといったことが PX を構成する要素に加わったといえる。PX は患者のみでなく医療従事者、さらに地域社会を含めたエクスペリエンスを考えていくフェーズに入っている。

文献

1) 森 宏一郎：イギリスの医療制度（NHS）改革—サッチャー政権からブレア政権および現在. 日医総研ワーキングペーパー. 2007. http://www.jmari.med.or.jp/download/WP140.pdf（2017 年 5 月 17 日）
2) Coulter A, et al：Patients' experiences with hospital care in five countries. Health Aff（Millwood）**20**：244-252, 2001
3) The Beryl Institute：A Global Perspective on Elevating the Human Experience in Healthcare. 2021
4) The Beryl Institute：The State of Human Experience 2023

（藤井弘子）

column 2

コロナ禍における PX

　新型コロナウイルス感染症（COVID-19）のパンデミックは世界中の医療システムに大きな変化をもたらし、患者と医療従事者のPXにも影響を与えた。患者は受診や面会に制限が生じ、オンライン診療やバーチャルでの面会が進んだ。それに伴う非言語コミュニケーションの必要性について多くの言及がなされている。

　医療機関のPX向上をサポートする米国Press Ganey社は、35万人の患者コメントから約1万2,000人のCOVID-19関連のコメントを抜き出したうえで分析を行った。コメント分析によって浮かび上がってきたのは、患者の医療従事者に対する感謝の気持ちである。「スタッフは礼儀正しく、プロフェッショナルで親切。COVID-19の感染状況に照らし合わせた対策を講じていた」といった声が患者から寄せられた。この分析では、医療従事者が患者との友好関係を築くための普遍的なコミュニケーションスキルとして次のものを挙げている。

・アイコンタクトをとって患者のボディランゲージを理解する
・医療従事者が自分自身の役割を説明する
・心から安心できるメッセージを患者に伝え、現在の状況を確認する
・常に心配ごとを医療従事者とシェアするように患者に促す
・医療従事者が患者に対し、提供するケアを語る

　一方、COVID-19関連で、患者からの否定的なコメントとしては、検査と治療の遅れといった医療アクセスの低下が言及された。また、HCAHPSの9つの尺度のうち、「病院スタッフの対応」、「医薬品についての情報提供」、「病院の衛生管理」の3項目については、COVID-19のパンデミック前に比べて、統計的に有意に減少していたという報告もあった。

　患者のPXよりさらに注目されたのは医療従事者の経験価値、EXである。次から次に来院するCOVID-19患者への対応で、医療現場は疲弊し、労働条件に深刻な影響を受けた。米国では、医師の燃え尽き症候群が、COVID-19収束後も大きな問題として取り上げられている。コロナ禍で医療従事者が経験した高いストレスに対しての心身のケア、それに関連したEXの重要性が問われている。

（藤井弘子）

6. 日本でPXが必要な理由

PXは以前に日本でも研究されていたが、普及することはなかった。それが現在では国も、PXを視野に入れた医療サービスの提供を検討している。政策の方向性などを押さえつつ、日本の医療におけるPXの位置づけを確認する。

PXはなぜ日本でも重要なのか

2004年、米国で汎用されていた調査手法を用いて、いくつかの日本の病院でPXサーベイが実施され、その有用性が報告された[1]が、その後、PXサーベイがわが国で普及することはなかった。しかし近年、米国のPXサーベイである「HCAHPS日本語版」、PX研究会が英国のNHS版を翻訳した「日本版PXサーベイ」、プライマリ・ケア患者を対象とした「JPCAT」などが開発されてきた。その背景には、各病院が独自で作成・実施しているPS調査では医療の質を評価する指標にならないこと、結果を受けての改善につながっていないことがあると推察できる。

さらに、個別化した医療サービスの提供といった患者ニーズへの対応という側面がある。厚生労働省が2015年6月に発表した提言書「保健医療2035」[2]では、課題の一つに、「保健医療サービスと患者価値とのミスマッチ」が挙げられている。そのうえで、課題解決のために「量の拡大から質の改善」、「インプット中心から患者の価値中心」、「キュア中心からケア中心」といった転換、パラダイムシフトの必要性を指摘している（図）。背景には疾病構造の変化、超高齢社会を踏まえた医療費抑制策などがある。患

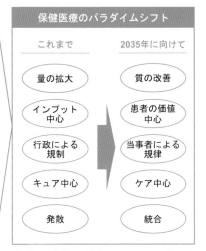

これから20年後の社会と経済の変化に対応するため、パラダイムシフトが必要

2035年に向けての課題と展望

□ 保健医療ニーズの増大、社会環境・価値の多様化、格差の増大、グローバル化の進展

□ 単なる負担増と給付削減による現行制度の維持を目的とするのではなく、価値やビジョンを共有し、新たな「社会システム」としての保健医療の再構築が必要

□ 世界最高の健康水準を維持すると同時に、保健医療分野における技術やシステムの革新を通じて我が国の経済成長や発展の主軸として寄与

□ 財政再建にも真摯に向き合い、我が国の経済財政に積極的に貢献

□ 少子高齢社会を乗り越え、日本がさらに発展し、これから高齢化に直面する国際社会をリードすることで、健康長寿大国としての地位を確立

保健医療のパラダイムシフト

これまで	2035年に向けて
量の拡大	質の改善
インプット中心	患者の価値中心
行政による規制	当事者による規律
キュア中心	ケア中心
発散	統合

図 「保健医療2035」で示された社会と経済の変化に対応するためのパラダイムシフト（文献2より転載）

者の価値中心として、医療資源の効果的活用や、それによってもたらされたアウトカムなどによる管理や評価を行うとされている。

　今後は効率・効果的な医療やケアの提供が求められる時代である。患者が必要なときに、必要な医療を提供するPXの考え方は理に適っている。何より、患者が病院や医療従事者に求めているものは、病気の治療だけではない。医療従事者には、専門知識や高い技術力だけでなく、患者一人ひとりの価値観や背景を理解したうえで、その患者にとって最適な医療サービスを提供する姿勢が求められている。そのような医療従事者、病院をつくっていくためにPXが活用できるのである。

文献

1）小泉俊三，他：医療の質改善における患者経験調査―有用性の実証研究（「医療提供システムの総合的質管理手法に関する研究」分担研究）．「患者の目で見た医療評価」研究会，2004，http://tqmh.jp/0406kanjakeikenchousahoukokusho.pdf（2017年5月17日参照）

2）厚生労働省「保健医療2035」．https://www.mhlw.go.jp/seisakunitsuite/bunya/hokabunya/shakaihoshou/hokeniryou2035/（2023年6月2日参照）

（安藤　潔）

HCAHPS 日本語版の開発と展開

　PX の量的評価に用いられる PX サーベイは、利用目的やセッティングなどにより、複数の種類がある。妥当性・信頼性の検証を行ったうえで、日本で一番使われている HCAHPS 日本語版の開発経緯およびサーベイの分析方法について解説する。

PX の評価手法

　PX を評価する方法として最もよく用いられるのは、PX 測定尺度を用いたサーベイ（PX サーベイ）、すなわち PX を数値として定量化する量的評価である。なお測定尺度とは、自覚症状、知能、経験など、直接観察することができない概念（構成概念）を量的に測定するツールを指し、一般的に複数の質問項目で構成される。PX 尺度には、利用目的やセッティングに合わせてさまざまな種類が存在し、通常は標準化されており、測定の妥当性や信頼性が臨床研究によって検証されている。

　量的評価に対して、もう一つ重要な PX の評価方法が、質的評価である。PX を数値として定量化するのではなく、患者へのインタビューやケアプロセスの観察によって得られた質的データを用いて PX の評価を行う。質的評価は、量的評価と比較し、個別的かつ深いデータを収集できるという利点を有する。例えば、縦断的な PX であるペイシェントジャーニー（患者がケアプロセスでたどる一連の道のり）を評価する際は、一般的に質的な手法が用いられる。

　このように PX の評価には大きく分けて 2 つのアプローチが存在するが、

PX・基礎編

本章では、主に量的評価に用いられる PX 尺度について、特に現在日本で頻用されている HCAHPS 日本語版を中心に解説する。

PX 尺度の開発経緯

　海外で PX 尺度が開発され、従来の患者満足度（PS）から PX への移行が進んだ重要な契機として、1987 年に米国のベス・イスラエル病院とハーバード大学医学部で開始された「患者中心の医療のためのピッカー・コモンウエルス・プログラム」が挙げられる[1]。このプログラムは、従来の PS に代えて、ケアプロセスにおける患者の具体的な経験から、医療の質を評価する手法を開発することを目標とし、成果として PX を構成する主要な要素を明らかにした[2]。

　1995 年には、医療の質と患者安全の向上を推進する米国保健福祉省の機関である AHRQ が、PX に関する科学的理解を深めることを目的とした CAHPS プログラムを開始し[3]、多様なセッティングに適した PX 尺度の開発・検証および現場への実装が行われるようになった。同様に英国などでも、アカデミアや政府機関による PX 評価の取り組みが始まり[4]、徐々に PX が医療の質指標として国際的に浸透していくことになった。

　今日では PX をヘルスケアシステムにおける主要課題の一つに位置づけ、行政機関主導で、PX サーベイを全国的かつ継続的に実施する国が増加しており、その結果は、各医療機関での質改善活動のみならず、医療機関の認証（第三者評価）、専門医認定・更新、診療報酬成果払い制度、パブリック・リポーティング（施設名や医師名を明らかにしたうえで医療の質指標の結果を一般に公開すること）などに幅広く活用されている。こうした PX サーベイは、入院医療、外来医療、在宅医療、介護など，さまざまなセッティングで実施されている。

日本版 PX 尺度の開発

　諸外国と比較し、日本の PX 評価に関する取り組みは遅れをとっており、標準化や信頼性・妥当性の検証が行われていない PS 尺度を用いたサーベ

イが、医療機関やグループごとに実施されているのが一般的であったが、近年日本でも PX 尺度の開発・検証および実装が活発化しつつある[5]。

　日本で PX の評価活動が初めて報告されたのは、厚生労働科学研究費補助金医療技術評価研究事業「医療提供システムの総合的質管理手法に関する研究」の一環として、小泉俊三らが 2004 年に 6 病院で実施した調査である[6]。その後、10 年以上の空白期間があったが、2016 年にプライマリ・ケア外来を受診する成人患者を対象とする日本版 PX 尺度である JPCAT の開発・検証研究論文が発表された[7]。JPCAT は、ジョンズ・ホプキンズ大学のバーバラ・スターフィールドらが開発した Primary Care Assessment Tool の日本版だが、単なる翻訳版ではなく、わが国のコンテキストに合わせて改良が施され、検証研究によって、その信頼性・妥当性が確認されている。JPCAT は、短縮版の開発・検証も行われ[8]、また後に評価の対象が在宅医療にも拡大している[9]。2020 年以降、前述の CAHPS の日本語版開発・検証研究が実施され、入院患者を対象とする HCAHPS と外来患者を対象とする CG-CAHPS の日本語版が開発された[10,11]。他にも病院退院時、すなわちケア移行に関する経験を評価する尺度や[12]、ケアプロセスにおける家族介護者の経験を評価する尺度が開発されるなど[13]、日本でも PX 評価の対象領域が拡大しつつある。

HCAHPS とは

　前述した CAHPS は、米国の AHRQ が中心となり開発され、世界で最も広く使用されている PX 尺度のシリーズである。米国では 2000 年代から政府主導の全国サーベイに使用されている。CAHPS には評価の目的や対象とするセッティングに合わせて、複数の尺度が存在する（表 1）。その中でも米国で最も普及している HCAHPS は、病院の成人入院患者を対象とする汎用的 PX 尺度として、AHRQ および CMS によって開発された[14]。HCAHPS は、計 19 項目で構成され、その評価領域（下位尺度）は、表 2 に示す 8 つである。また具体的な質問項目の例（日本語版）は以下の通りである。

表 1　主な CAHPS 尺度

尺度の名称	調査対象
Hospital CAHPS（HCAHPS）	入院医療を受けた患者
CAHPS Clinician & Group Survey（CG-CAHPS）	外来医療を受けた患者
CAHPS Emergency Department Survey（ED CAHPS）	救急外来を受診した患者
CAHPS Surgical Care Survey	手術を受けた患者
CAHPS Cancer Care Survey	癌治療を受けた患者
CAHPS Hospice Survey	ホスピス入居患者と家族
CAHPS Home Health Care Survey	在宅医療を受けた患者
CAHPS Nursing Home Survey	ナーシングホーム入居患者と家族
CAHPS Dental Plan Survey	歯科治療を受けた患者

表 2　HCAHPS の評価領域

①看護師とのコミュニケーション
②医師とのコミュニケーション
③病院職員の対応
④病院の環境
⑤薬剤に関するコミュニケーション
⑥退院時の情報提供
⑦病院の総合的評価
⑧病院の推奨度

①看護師とのコミュニケーション

　「この入院中、看護師は、あなたの話を注意深く聴きましたか」

②医師とのコミュニケーション

　「この入院中、医師は、あなたにわかりやすく説明をしましたか」

③病院職員の対応

　「この入院中、ナースコールを押した後、すぐに援助が受けられましたか」

④病院の環境

　「この入院中、あなたの病室とトイレは、清潔に保たれていましたか」

⑤薬剤に関するコミュニケーション

　「新しい薬を渡される前に、病院スタッフは、生じうる副作用についてわかりやすく説明しましたか」

⑥退院時の情報提供

「この入院中、退院後に注意すべき症状や健康問題についての情報を、文書で受け取りましたか」

HCAHPS のスコアリングには平均スコアと Top Box スコアの 2 種類があり、どちらもスコアが高いほど PX が良好であることを意味する。平均スコアは患者単位で、Top Box スコアは医療機関や病棟単位で算出され、一般的に病院間の比較には Top Box スコアが使用される。なお Top Box スコアは、全患者の中で最も好ましい回答選択肢を選んだ患者の割合として計算される。

HCAHPS サーベイで収集されたデータは、各医療機関における質改善活動や診療報酬成果払いなどに使用されており、また Web サイトでの情報公開によって、患者自身が病院を選択する際の参考情報としても活用されている。

HCAHPS 日本語版の開発・検証

HCAHPS 日本語版は、AHRQ および CMS の承認のもと、筆者らの研究グループによって開発され、一般社団法人日本ホスピタルアライアンス（NHA）との共同研究によって日本での妥当性・信頼性の検証が実施された[10]。Web サイト「Patient Experience（ペイシェント・エクスペリエンス）.net」で尺度の利用申請を受け付けている[15]。HCAHPS 日本語版のサンプルを図 1 に示す。また以下に HCAHPS 日本語版の検証研究の概要を紹介する。

検証研究のデザインは多施設横断研究であり、対象は、全国計 48 病院（NHA 加盟病院）を調査期間内に退院した入院患者であった。病院規模に応じて、施設当たり 300〜600 人の患者に質問紙を配布し、CAHPS 翻訳ガイドラインに従って開発した HCAHPS 日本語版に回答してもらった。回答した計 6,522 人の入院患者が解析対象になった。

尺度の妥当性は、目的とする特性を正確に計測できるといった指標の性質を示す基準であり、信頼性は、安定した計測結果が得られるといった指標の性質を示す基準である。妥当性と信頼性はさらに細かく分類される

HCAHPS 調査

調査の説明

♦ 選択肢の左側にあるボックスをチェックして、すべての質問に回答してください。

♦ 調査票の中で、質問をスキップするように指示されることがあります。
その場合は、以下の様に次に回答する質問が矢印で表示されます。

☐ はい
☑ いいえ➔ いいえの場合、質問1へ

Questions 1-19 are part of the HCAHPS Survey and are works of the U.S. Government. These HCAHPS questions are in the public domain and therefore are NOT subject to U.S. copyright laws.
Translated with permission of the U.S. Centers for Medicare & Medicaid Services.

今回の入院について、この調査票の質問に回答してください。他の病院に関しては、回答しないでください。

看護師によるケア

1. この入院中、看護師は、礼儀と敬意をもってあなたに接しましたか。
   1☐ 一度もそうではなかった
   2☐ 時々はそうだった
   3☐ 大体はそうだった
   4☐ 常にそうだった

2. この入院中、看護師は、あなたの話を注意深く聴きましたか。
   1☐ 一度もそうではなかった
   2☐ 時々はそうだった
   3☐ 大体はそうだった
   4☐ 常にそうだった

3. この入院中、看護師は、あなたにわかりやすく説明をしましたか。
   1☐ 一度もそうではなかった
   2☐ 時々はそうだった
   3☐ 大体はそうだった
   4☐ 常にそうだった

4. この入院中、ナースコールを押した後、すぐに援助が受けられましたか。
   1☐ 一度もそうではなかった
   2☐ 時々はそうだった
   3☐ 大体はそうだった
   4☐ 常にそうだった
   9☐ 一度もナースコールを押さなかった

1

図 1　HCAHPS 日本語版のサンプル

尺度全体のサンプルは https://www.patient-experience.net/hcahps-japanese で閲覧可能

が、本研究では、構造的妥当性、基準関連妥当性、信頼性の一つである内的一貫性の検証を行った。構造的妥当性は確認的因子分析、基準関連妥当性は HCAHPS の各下位尺度スコアと病院の総合的評価との相関分析、内的一貫性は項目間相関と Cronbach α 係数をそれぞれ用いて検証を行い、HCAHPS 日本語版がこれらの妥当性・信頼性を有していることを確認した。詳細については論文[10]を参照していただきたい。

HCAHPS サーベイの分析方法

HCAHPS サーベイの分析方法についても簡潔に紹介する。基本的な分析として、医療機関ごとにスコアを算出し、他施設の結果と比較する記述的な分析方法がよく用いられる（図 2）。HCAHPS の場合は、前述の通り，Top Box スコアを算出することが多い。多施設のベンチマークデータがあれば、それを基準として、自施設の位置を把握することが可能である。また、過去にも HCAHPS サーベイを実施している場合、自施設における経時的な変化を評価することも有用である。

もう一歩進んだ分析法として、2 つ以上の指標を組み合わせた分析も可能である。例えば、Priority Matrix は、各施設における質改善の優先課題を決定する一つの手法であり、図の縦軸に HCAHPS スコアと医療機関に対する総合的評価との相関係数を、横軸に HCAHPS スコアのパーセンタイル順位をプロットする。そのうえで優先順位の高い質改善の領域、すなわち総合的評価との相関が高く、他の施設と比較しスコアが低い領域を特定する（第 1 部第 1 章 2 参照）。

他にもさまざまな分析法があり、詳しくは CAHPS Improvement Guide[16]を参照されたい。

HCAHPS 日本語版の活用状況

本書執筆時点で、HCAHPS 日本語版は、日本で最も普及している PX 尺度である。例えば、HCAHPS 日本語版は、NHA が加盟病院を対象に毎年実施し、全国約 80 病院が参加する PX サーベイに使用されている[17]。こ

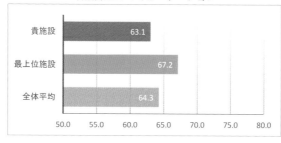

看護師とのコミュニケーション

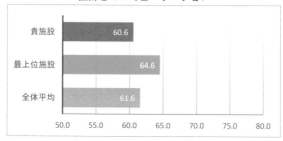

医師とのコミュニケーション

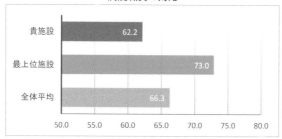

病院職員の対応

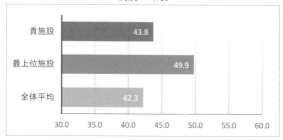

病院の環境

図 2　HCAHPS の記述的分析の例（Top Box スコア）

表 3 Child HCAHPS の評価領域

①保護者とのコミュニケーション
②患者（こども）とのコミュニケーション
③患者の安全や快適性に対する配慮
④病院の環境
⑤総合評価

PX・基礎編

れは現時点でわが国最大の PX ベンチマーク調査（病院間での PX スコアの比較）である。また NHA 加盟病院以外にも、これまでに大学病院から中小病院に至る全国約 50 病院が、HCAHPS 日本語版の使用を申請しており、独自に医療の質評価・改善に活用している。なお PX 研究会は、独自に HCAHPS 日本語版を使用する病院を対象に、有償で PX 分析レポートの作成を行っている[18]。

また HCAHPS 日本語版は、病院での医療の質改善活動だけでなく、臨床研究にも活用されており、国内の複数の大学等研究機関において介入研究・観察研究が進行中である。

こうした PX の認知度向上や HCAHPS を含めた PX サーベイ普及の流れを受けて、日本医療機能評価機構が 2022 年に公表した「医療の質指標基本ガイド」には PX およびその代表的な尺度として CAHPS が主要な医療の質指標として掲載された[19]。

Child HCAHPS 日本語版

成人対象の HCAHPS とは別に、小児版の HCAHPS である Child HCAHPS がボストン小児病院の Center of Excellence for Pediatric Quality Measurement によって開発され、その日本語版も利用可能になっている[20]。Child HCAHPS は、入院治療に関する小児患者（17 歳以下）とその保護者の経験を評価する PX 尺度であり、成人を対象とした HCAHPS で扱われていない質問や、小児医療に特徴的な質問を含め、62 項目で構成される。Child HCAHPS の評価領域（下位尺度）は、表 3 に示す 5 つである。

詳細は本書第 2 部第 1 章に譲るが、Child HCAHPS 日本語版は、AHRQ および CMS の承認のもと、稲田 雄らによって開発され、日本での計量心

理学的特性が検証された。Web サイト「こどもの PX」で尺度の利用申請を受け付けている[20]。

文献

1) Beatrice DF, et al：Grant making with an impact：the Picker/Commonwealth Patient-Centered Care Program. Health Aff（Millwood）**17**：236-244, 1998

2) Gerteis M, et al：Through the Patient's Eyes：Understanding and Promoting Patient-Centered Care. Jossey-Bass, 1993

3) Agency for Healthcare Research and Quality：CAHPS, https://www.ahrq.gov/cahps/index.html（2023 年 5 月 29 日参照）

4) NHS Institute for Innovation and Improvement：The Patient Experience Book, 2013. https://www.england.nhs.uk/improvement-hub/wp-content/uploads/sites/44/2017/11/Patient-Experience-Guidance-and-Support.pdf（2023 年 5 月 29 日参照）

5) 青木拓也：Patient Experience（PX）評価の意義と展望. 医療の質・安全学会誌 **17**：393-398, 2022

6) 小泉俊三, 他：医療の質改善における患者経験調査─有用性の実証研究（「医療提供システムの総合的質管理手法に関する研究」分担研究）. 「患者の目で見た医療評価」研究会, 2004. http://tqmh.jp/0406kanjakeikenchousahoukokusho.pdf（2023 年 5 月 29 日参照）

7) Aoki T, et al：Development and validation of the Japanese version of Primary Care Assessment Tool. Fam Pract **33**：112-117, 2016

8) Aoki T, et al：Development and validation of a concise scale for assessing patient experience of primary care for adults in Japan. Fam Pract **37**：137-142, 2020 Yoshimura M, et al：Validity and reliability of the Japanese version of the Care Transitions Measure. Int J Health Plann Manage **33**：380-390, 2018

9) Hayashi S, et al：Relationship between patient-centred care and advance care planning among home medical care patients in Japan：the Zaitaku evaluative initiatives and outcome study. Fam Pract **40**：211-217, 2023

10) Aoki T, et al：Translation, adaptation, and validation of the Hospital Consumer Assessment of Healthcare Providers and Systems（HCAHPS）for use in Japan：A multicenter cross-sectional study. BMJ Open **10**：e040240, 2020

11) Aoki T, et al：Development and psychometric properties of the Japanese Consumer Assessment of Healthcare Providers and Systems Clinician & Group Survey（CG-CAHPS）. PLoS One **16**：e0250843, 2021

12) Yoshimura M, et al：Validity and reliability of the Japanese version of the Care Transitions Measure. Int J Health Plann Manage **33**：380-390, 2018

13) Nakayama G, et al：Measuring family caregivers' experience of interprofessional care for patients and families：development of the Japanese version of the Caregivers' Experience Instrument. Fam Pract **37**：854-861, 2020

14) Health Services Advisory Group：HCAHPS, https://www.hcahpsonline.org/（2023 年 5 月 29 日参照）

15) Patient Experience. net：HCAHPS 日本語版, https://www.patient-experience.net/hcahps-japanese（2023 年 5 月 29 日参照）

16) Agency for Healthcare Research and Quality：The CAHPS Ambulatory Care Improvement Guide：Practical Strategies for Improving Patient Experience. 2017,https://www.ahrq.gov/sites/default/files/wysiwyg/cahps/quality-improvement/improvement-guide/cahps-ambulatory-care-guide-full.pdf（2023 年 5 月 29 日参照）

17) 日本ホスピタルアライアンスホームページ：共同購入以外の取り組み，https://nha-gpo.or.jp/other-solutions.html（2023 年 5 月 29 日参照）

18) 日本ペイシェント・エクスペリエンス研究会ホームページ：PX サーベイ，https://www.pxj.or.jp/pxsurvey/（2023 年 5 月 29 日参照）

19) 日本医療機能評価機構：医療の質指標基本ガイド～質指標の適切な設定と計測～．2022，https://jq-qiconf.jcqhc.or.jp/wordpress/wp-content/uploads/2022/03/77004a046a06cccbe8e94f8f9f77f1f9.pdf（2023 年 5 月 29 日参照）

20) こどもの PX ホームページ，https://www.peds-px.net（2023 年 5 月 29 日参照）

（青木拓也）

日本ペイシェント・エクスペリエンス研究会の活動

　一般社団法人日本ペイシェント・エクスペリエンス研究会（略称：PX 研究会）は日本唯一の PX 推進非営利団体で、患者のストーリーやニーズに耳を傾けることで、一人ひとりにとって最適な、患者視点の医療サービス提供実現に向けて活動を行っている。

　当研究会は 2016 年に有志の医療従事者および医療関係者数名で立ち上げ、当時日本では皆無に等しかった、PX の海外文献を調査し内容を報告する勉強会を定期的に開催していた。2017 年頃から全国の医療機関からの参加が増え、2018 年には法人格を有して活動を続けている。

法人概要

　組織名：一般社団法人日本ペイシェント・エクスペリエンス研究会
　　　　　（略称：PX 研究会）
　設　　立：2018 年 2 月 5 日（2016 年創立）
　役　　員：代表理事　曽我 香織
　　　　　　理　　事　安藤 潔
　　　　　　理　　事　出江 紳一
　会員数：約 300 名（2023 年 4 月 17 日現在）
　会員の主な構成員は医療従事者、ヘルスケア関連企業勤務者、教育機関勤務者で、近年ヘルスケア関連企業勤務の会員が増加している。PX 研究会の活動内容は次の通りである。

活動内容

1）メールマガジンの配信（無料）

　当研究会ホームページから誰でも購読申し込みができる。原則毎週木曜日に配信しており、購読者数は 320 人（2023 年 5 月末現在）。主には海外における PX の最新トピック、PX 研究会の活動報告などを紹介している。

2）寺子屋

　勉強会の位置づけで誰でも参加でき、非会員は有料だが、会員なら参加費無料である。内容は毎回、当研究会の運営メンバーによる PX

に関する初歩的な講義と、その時々の PX に関するテーマを取り扱っている。

3）日本版 PX サーベイの開発

　日本の医療機関においても PX が有用な指標であるかの検証を目的として、日本と医療制度が類似している英国の PX サーベイを NHS（National Health Service）に許可を得て翻訳し、バックトランスレーション、因子分析を行った。この「日本版 PX サーベイ」の設問票は PX 研究会ホームページから閲覧可能である。

4）PX サーベイ分析

　米国を中心に世界で最も使用されている PX サーベイ、HCAHPS の分析レポートを各病院からの依頼に基づいて作成している。現在、約 80 病院とのベンチマーキングを行うことが可能である。

5）PXE（Patient eXperience Expert）

　PXE は、医療現場や職場で PX を向上させる旗振り役として活動できる人材を養成する目的で生まれた、PX 研究会による初の認定資格である。医師、看護師を中心とする延べ 100 名以上が認定を受けており、企業からの参加者も増えている。

6）PX フォーラム

　2018 年より年 1 回開催している PX 研究会最大のイベントで、例年 100 名以上が参加する。毎年異なるテーマを掲げており、2022 年は「グローバルにおける PX」としてフランスの PX 推進団体代表を招いた。

（曽我香織）

第2部

PX

Patient eXperience

実践編

　前章で触れたとおり、PX サーベイは利用目的や対象に合わせて開発されている。ここでは小児入院患者の PX を包括的に評価する尺度として、米国の Child HCAHPS 日本語版の運用と、日米比較を行った結果を報告する。

小児領域の PX サーベイ

　日本の小児領域における PX サーベイの先進的な取り組みとして、厚生労働省委託事業「がん対策評価事業」の一環で、国立がん研究センターがん対策情報センターが「小児版患者体験調査」を 2019 年度に実施している。これは、2014 年と 2016 年に 18 歳以下で診断された小児がん患者の療養体験を、入院経験に限らず幅広く調査したものである。しかし、日本には小児入院患者全般の PX を包括的に評価する尺度がなく、患者中心の小児医療がどの程度実現できているか把握できていなかった。

　そこで、筆者らは、米国で開発された小児入院患者の PX 評価尺度である CAHPS Child Hospital Survey（Child HCAHPS）[1] の日本語版を作成し、PX サーベイを行った[註1]。本稿では、そのプロセスと結果を紹介したい。

小児入院患者の PX 評価尺度（CAHPS Child Hospital Survey：Child HCAHPS）

　Child HCAHPS は、2014 年に米国で導入された。米国はもとより、カナダでの調査も報告されている[2]。また、フィンランドと中国では Child HCAHPS を翻訳し，PX サーベイを行うとともに翻訳版の信頼性と妥当性が検証されている[3,4]。

　Child HCAHPS では、病院に 1 泊以上入院し、自宅に生存退院した 17

[註1] PX サーベイを行うとともに、日本語版の信頼性と妥当性も検証した[10]。

表　Child HCAHPS の PX に関する質問内容

大項目	中項目
保護者とのコミュニケーション	保護者と看護師のコミュニケーション（3 項目） 保護者と医師のコミュニケーション（3 項目） 薬に関するコミュニケーション（4 項目） 医療に関する情報提供（2 項目） 退院の準備（5 項目） 医療従事者と話す時のプライバシー保護（1 項目） 救急外来での医療に関する情報提供（1 項目）
患者とのコミュニケーション	患者と看護師のコミュニケーション（3 項目） 患者と医師のコミュニケーション（3 項目） ティーンエイジャーの医療参加（3 項目）
患者の安全や快適性に対する配慮	医療ミスの防止と保護者の懸念への対応（2 項目） 患者を快適にすること（3 項目） ナースコールへの対応（1 項目） 患者の痛みへの配慮（1 項目）
病院の環境	病室の清潔さ（1 項目） 病室の静かさ（1 項目）
総合評価	病院の総合評価（1 項目） 病院を勧めるかどうか（1 項目）

歳以下の小児入院患者とその保護者の入院経験を評価する。患者だけではなく、その保護者の入院体験も評価することが、小児医療に特有かつ重要な点である。また、すべての年齢層の小児患者の PX を評価するためには、小児患者とともに医療を経験した保護者による回答が不可欠であり、Child HCAHPS では保護者が回答するかたちをとる。

　Child HCAHPS は、62 の質問（PX に関する質問 39、スクリーニングの質問 10、患者と保護者の特性に関する質問 12、自由記述の質問 1）から成る（表）。

Child HCAHPS 日本語版の作成

　日本の小児入院患者の PX サーベイを行うにあたり、Child HCAHPS の日本語版を作成することにした。Child HCAHPS を選択した理由としては、成人の HCAHPS 日本語版がすでに作成されており、これを用いた調査が普及していることと、米国医療研究・品質調査機構（AHRQ）から翻

訳許可を得るのが容易であったことが挙げられる。

AHRQ から翻訳許可を得たうえで、CAHPS が公開している CAHPS の翻訳ガイドラインに則って翻訳を行い、日本の文化背景を考慮して、患者と保護者の特性に関する質問の中から 3 つの質問を削除した。

PX サーベイの運用方法

Child HCAHPS を使った PX サーベイの方法として、米国では郵送単独、電話単独、組み合わせ式（郵送＋電話、メール＋郵送、またはメール＋電話）が推奨されている。しかし、この方法にはかなりの人的・物的資源が必要となり、日本で普及させるには現実的ではない。そこで、1 人でも実施可能な調査方法として、push-to-web 方式を採用した。

この方式では、回答者にオンラインで回答してもらうように促し、オンラインでの回答ができない（または望まない）場合には、質問紙など別の方法で回答してもらう。Web アンケートシステムを用いることで、回答者が質問紙を返送する手間が省けるため回答率が上がる可能性がある[5]。郵送にかかる費用や質問紙から回答データを転記する手間が省けることも大きな利点である。また、Child HCAHPS ではスクリーニングの質問に対する回答によって次に答える質問が異なるため、質問紙では回答箇所を間違える可能性があるが、Web アンケートシステムでは条件分岐（スキップロジック[註2]）を用いることで、回答箇所を間違えることなくスムーズに回答できる。

筆者の施設および協力施設で行った調査では、対象となる保護者に病院の専用封筒に入れた調査依頼用紙を郵送するか、退院時に調査依頼用紙を手渡しする方法をとった[註3]。調査依頼用紙には QR コードと URL を記載し、Web アンケートシステムに誘導した[註4]。回答は Web アンケートシステムで自動的に集計されており、その中から有効な回答のみを分析対象とした（図 1）[6]。

なお、退院直前にタブレットを使用して Web アンケートシステムから

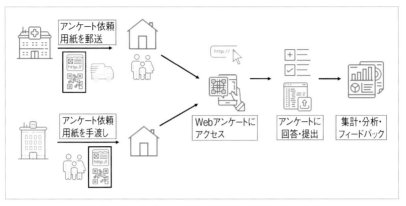

図 1　Push-to-web 方式による PX サーベイ

回答してもらう方法は回答率が高く[7]、今後選択肢の一つとして考慮に値する。ただし、Child HCAHPS には退院時の経験を尋ねる質問がいくつかあり、米国での運用では退院後 48 時間から 42 日の間に回答を得ることになっている。

　回答結果から、表の中項目ごとにトップボックススコア[註5]を算出し、米国 69 施設の平均データ[8]と比較した。また、「この入院中にお子さんが受けた医療について、何かご意見はございますか」という質問に対する自由記述回答についても考察を行った。

註3) 複数病棟が存在する小児病院では、各病棟で調査依頼用紙を確実に手渡しするシステムを整えるのが難しいかもしれない（病院幹部の理解が必要である）。その場合は、退院患者から対象患者を抽出して調査依頼用紙を郵送するのが確実な方法で、1 人でも実行できる。ただし、郵送費用がかかること、手渡しに比べて回答率が下がるかもしれないことがデメリットである。

註4) 筆者は助成金を利用して SurveyMonkey の有料プランを選択したが、Google Forms など無料のオンラインフォーム作成ツールを用いてもよい。

註5) （最も好ましい回答をした患者数/欠損を除く全回答患者数）×100 として計算。

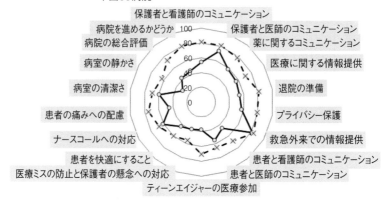

図2 自施設の小児入院患者の経験価値（PX）

PX サーベイの結果と考察

　ここでは、筆者の施設（小児病院）で行った1回目の調査の結果を共有する。約4カ月間で1,300人に調査依頼用紙を郵送し、460の有効な回答を得た（有効回答率35%）[註6]。これは、米国での質問紙を使った調査の有効回答率（17%）[8]よりも、かなり高い回答率といえる。

　トップボックススコアを算出し、米国69施設の平均データ[8]と比較したものを図2に示す。患者や保護者とのコミュニケーションに注目すると、医師よりも看護師のほうで点数が低いことがわかる。これは、看護師のほうが評価されやすい立場にいるため、よりしっかりとした（厳しめの）評価が行われているせいかもしれない。「ティーンエイジャーの医療参加」は極めて点数が低かった。小児病院であるため重度の障害を抱える患者が多いこともその要因の一つかもしれないが、日本では子どもの人権がまだまだ守られていない可能性も示唆される[9]。「病室の静かさ」の点数の低さは個室が少ない日本の医療事情を反映しているのかもしれないが、適切なア

[註6] このときの調査では、催促葉書によるリマインダーの効果も検証したため有効回答率がやや上昇した。リマインダーなしの場合、有効回答率は30%程度と考えられる。

ラーム設定や医療従事者の配慮で改善できる点があるかもしれない。

　「医療ミスの防止と保護者の懸念への対応」は2つの質問からなる。1つはリストバンドなどで本人確認を行ったか、もう1つは医療ミスの報告方法を保護者が知らされていたか、という質問である。どちらも、日本では米国と比べてまだまだ医療従事者の意識が低い分野だといえるだろう。特に後者は、患者や家族の医療参加を促し、医療の透明性を高めるうえで、今後ますます重要な質問となると考えている。「退院の準備」も日本ではまだ十分に浸透していない分野といえる。これには、退院後のケアや心配事について医療従事者と十分に話せたか、新しい薬の内服方法や副作用の説明を聞いたか、退院後注意することや日常生活にいつ戻れるかを聞いたか、などが含まれる。

　自由記述には、Child HCAHPS の質問項目に関係する PX を記述した回答が多く得られた。肯定的な回答も多かったが、否定的な回答のほうに詳細な記述がより多くみられた。否定的な回答の中には、患者や保護者に対する医療従事者の冷淡な態度や非礼な態度を指摘する声が多かった。

　Child HCAHPS の質問項目とは関係のない記述にも示唆に富む意見が多かった。なかでも、付き添い環境の劣悪さや付き添いの負担を訴える意見、自由に付き添いができないことへの不満、付き添いの保護者に対する配慮が足りないことへの不満などが多くあった。特に、保護者の付き添い環境の劣悪さは、日本に根強く存在する問題で、昨今ではメディアでも取り上げられるようになってきている。一朝一夕に個室を増やすことはできないであろうが、保護者が食事などの休憩を取りやすいよう環境や体制を整えたりすること、何より身体的にも精神的にも大変な思いをしている付き添い保護者への配慮を忘れないようにしたい。

今後の課題と展望

　日本では、医療への患者・家族参加や子どもが家族に付き添ってもらえる権利の保護などの点で、患者中心の小児医療の実践が遅れていると言わざるを得ない[9]。今後は小児入院患者の PX サーベイを全国の施設に広げることで、各施設での気づきや改善のきっかけをもたらしたい。多施設展

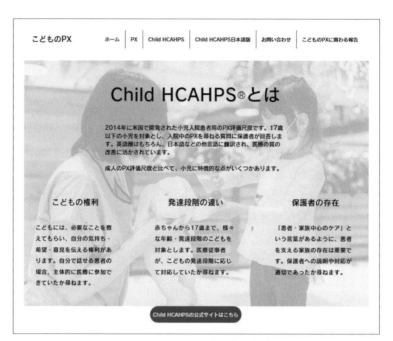

図 3　Child HCAHPS と日本語版の紹介ページより

開と社会への周知のために Child HCAHPS と日本語版の紹介ページ
（https://www.peds-px.net/）を作成した（図3）。興味をもたれた方はぜ
ひアクセスしていただき、調査に参加していただきたい。

　筆者の施設でも、現時点では調査結果のフィードバックやそれを基にし
た改善が十分に行われておらず、今後の課題である。また調査を継続する
ための院内での仕組みづくりも行っていきたい。

謝辞

　Child HCAHPS 日本語版の開発とそれに伴う調査は「母と子のすこやか基金」
の助成を得て行った。また、今後の多施設調査においては、「小林製薬青い鳥財
団」からの研究助成と、JSPS 科研費 JP23K09592 の助成も受けている。

文献

　1）Toomey SL, et al：The development of a pediatric inpatient experience of care measure：

Child HCAHPS. Pediatrics **136**：360-369, 2015

2）Kemp KA, et al：Family experiences of pediatric inpatient care in Alberta, Canada：results from the Child HCAHPS survey. Hosp Pediatr **8**：338-344, 2018

3）Bruyneel L, et al：Validation of the Child HCAHPS survey to measure pediatric inpatient experience of care in Flanders. Eur J Pediatr **176**：935-945, 2017

4）Hu G, et al：Reliability and validity of an instrument to assess pediatric inpatients' experience of care in China. Transl Pediatr **10**：2269-2280, 2021

5）Patrick ME, et al：Comparison of a web-push vs. mailed survey protocol in the Monitoring the Future panel study among adults ages 35 to 60. Drug Alcohol Depend Rep 2022：100089, 2022

6）Agency for Healthcare Research and Quality：Fielding the CAHPS® Child Hospital Survey：Sampling Guidelines and Protocols. Available from：https://www.ahrq.gov/sites/default/files/wysiwyg/cahps/surveys-guidance/hospital/about/fielding-child-hcahps-93.pdf（2023 年 5 月 27 日参照）

7）Toomey SL, et al：Improving response rates and representation of hard-to-reach groups in family experience surveys. Acad Pediatr **19**：446-453, 2020

8）Toomey SL, et al：Variation in family experience of pediatric inpatient care as measured by child HCAHPS. Pediatrics **139**：e20163372, 2017

9）稲田 雄，他：患者中心の視点で考える小児医療の質とその評価．日本小児科学会雑誌 **126**：1276-1286，2022

10）Inata Y, et al：Translating and validating the Child Hospital Consumer Assessment of Healthcare Providers and Systems survey in Japan. Pediatr Int **65**：e15445, 2023

（稲田 雄）

第2章

ペイシェントジャーニーマップの作成

治療過程において、患者が医療システムを利用した経験をたどり、改善につなげるPJM。その具体的かつバリエーション豊かな実践のあり方を示しておく。

ペイシェントジャーニーマップとは

社会の多様化に伴い，医療制度やサービスも相互に関連しながら進化を遂げている。多くの人々にとって、どのサービスや制度を活用すればいいかを選択することが困難になっている[1]。一方で臨床医や研究者は、個人がどのように医療システムを利用し経験するのかを洞察してシステムを改善するために、マーケティング業界の研究手法である「カスタマージャーニーマッピング」を応用した「ペイシェントジャーニーマッピング（Patient Journey Mapping：PJM）」という手法で作成したペイシェントジャーニーマップを用いるようになった。PJMは世界中に普及しており、その論文数も増加している[2,3]。しかしながら、その方法はまだ一定の基準をもっておらず、実践方法が統一されていないことが研究上の問題となっているのが現状である[4]。

PJMの最大の利点は、単一のケアのエピソードだけを捉えるのではなく、複数の患者経験について重ねて一般化することができ、エピソードをつなぎ合わせて，より長いスパンで検討して、図1のような一連の流れを作成できることである[5]。

ペイシェントジャーニーマップの成り立ちと活用

ペイシェントジャーニーマップについて、Curry ら[6]は「あるサービスを受けるために、医療システムを通して患者の経過を詳細に記述する患者中心の活動」と定義し、Barton ら[7]は、「患者が疾患のケアについてさまざまな段階を進む際に取るステップのマップであり、多くの場合、診断と管理、

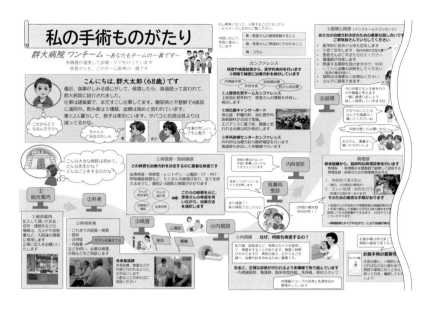

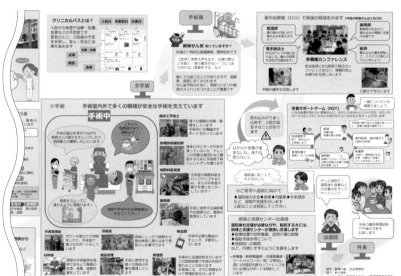

図 1　私の手術ものがたり（群馬大学医学部附属病院 医療の質・安全管理部より提供）

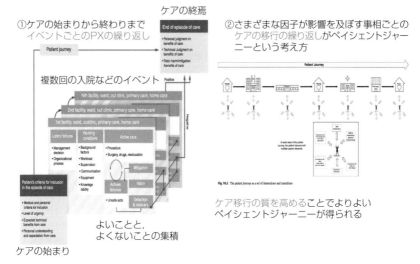

①ケアの始まりから終わりまで
イベントごとのPXの繰り返し

ケアの終焉

②さまざまな因子が影響を及ぼす事相ごとの
ケアの移行の繰り返しがペイシェントジャー
ニーという考え方

複数回の入院などのイベント

よいことと，
よくないことの集積

ケアの始まり

ケア移行の質を高めることでよりよい
ペイシェントジャーニーが得られる

図 2　ペイシェントジャーニーのパターン

Beleffi E, et al：The patient journey. In：Donaldson L, et al（eds）：Textbook of Patient Safety and Clinical Risk Management. Springer, Cham. https://doi.org/10.1007/978-3-030-59403-9_10 より引用し一部改変

医療専門家とのやり取りを捉えたもの」と表現している。これらのプロセスは、図 2[8)]のように、①複数回のケアを受けるイベントの PX を包括したり、②療養環境の変化によるケアの移行ごとの PX の積み重ねを示したりしており、その表現の仕方はさまざまである。これらのことから、ペイシェントジャーニーマップの改善のためには，①一つひとつのイベントごとの PX を高めること、また②ケアの移行自体の質を高めることが重要となると考えられる。

　ペイシェントジャーニーマップは、もともと患者動線を中心に PX をより詳細に把握し、提供されるケアの質を均一的に向上させるクリティカルパスの作成などに用いられていた。患者やスタッフがどのように医療サービスに入り、経験し、そして退出するかを詳細に明らかにすることができるため、患者中心の新しいケアモデルを提供する手段として期待されている[4)]。ここからは具体的な活用事例について紹介する。

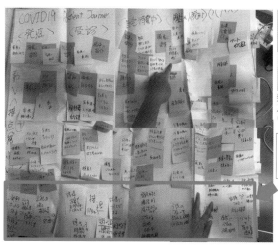

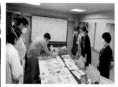

発症から発熱外来受診、自宅待機
入院、酸素投与、退院、退院後の
6つのフェーズで検討した

改善策の中から、情報の適切な提
供、必要物品の供給、Amazonの
利用許可、診療スタッフの安心・
安全のケアの強化が実施された

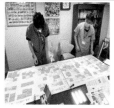

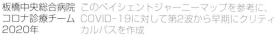

板橋中央総合病院　このペイシェントジャーニーマップを参考に、
コロナ診療チーム　COVID-19に対して第2波から早期にクリティ
2020年　カルパスを作成

図 3　COVID-19 のペイシェントジャーニーマップ@板橋中央総合病院

新たな対応が求められる事象発生時の対応：COVID-19 における経験

　2020 年に COVID-19 パンデミックが起きた際の混乱は，いまだ皆さんの記憶に新しいと思われる。板橋中央総合病院は地域の急性期医療の拠点病院であったことから，第 1 波から多くの患者に対応することが求められた。いわゆるコロナ病棟は、多数の患者に対応しながら、日々情報が変化する中で質の維持が求められる。しかし、準備・対応は不十分なことが多く、そこに入院する患者の PX と、対応を迫られるスタッフの EX を少しでも改善するために PJM を施行した。

　ペルソナは「肥満の基礎疾患がある喫煙者の 55 歳男性」、作成者は「板橋中央総合病院　コロナ診療チームと感染既往のあるスタッフ（看護師 2名、理学療法士 2 名、薬剤師 2 名、後期研修医 2 名、指導医 2 名）」である（図 3）。PJM を実行することで、診療の理想的なパターンと現実のギャップを明確にできたことから、クリティカルパスの作成を行うことにした。また、患者への情報共有掲示板の作成、入院が長期化する方のために Amazon などで生活物品の購入許可などを実施した。加えて、スタッフ

の不安に対するカウンセリングやオンライン懇親会などの工夫ができた。この経験から、新規に始める取り組みや、繰り返し起きる緊急の対応事例については、多職種のスタッフでPJMを実施してマニュアルを作成するようにしている。

職員の経験価値（EX）を踏まえたPXの検討

PXを上げる方法としてさまざまな手段があるが、その1つとして仕事に取り組む職員の経験価値（EX）の向上が重要とされている。2010年前後にクリーブランドクリニックで取り組まれた活動として、EXを向上するための職員エンゲージメントを高める取り組みによってPXが向上した[9]。このことから、PXを高めるには単純にそれぞれの経験項目の質を上げるだけではなく、対応する職員のEXを高める必要があると思われる。

PXとEXを同時に検討するペイシェントジャーニーマップの作成と地域連携活用

前述のように、PXを高めるためにはEXも同時に検討する必要があることから、ペイシェントジャーニーマップ作成の際にPXの記載に加えてEXも記載することとした。その結果として、PX、EXのいずれも改善をすることとなり、より実現可能性の高い改善策を検討することが可能となった。

練馬光が丘病院は、誤嚥性肺炎の診療件数が東京都内でも上位に挙がる。嚥下障害を有する患者に対して、院内診療チームから施設や訪問診療チームへとシームレスに、地域包括的に最後までみることを求められることが多いと感じていた。訪問診療チームからは、入院中の嚥下障害対応の初手、意思決定支援などが気になるという意見をよく耳にした。他方、病院の診療チームからは、「入院中の診療だけで退院後の対応を含むすべてを決めていいのか？」、「診療の質は十分かが不安である」といった声が聞かれたため、嚥下障害を有する患者のペイシェントジャーニーマップを地域の在宅、施設、病院の職員で作成して連携を強化することにした。

ペルソナは「脳梗塞とサルコペニアの基礎疾患がある78歳男性」、作成者は「練馬光が丘病院 摂食・嚥下チーム、おうちにかえろう。病院、ごは

んがたべたい。歯科のスタッフ、嚥下障害で亡くなった患者の家族（看護師1名、理学療法士1名、作業療法士1名、言語聴覚士1名、歯科医師2名、薬剤師1名、医師2名、患者家族1名）」で実行した（図4）。

　このPJMを通じて、診療環境の異なるスタッフの考えをより深く知ることができ、お互いの診療共通基盤が見いだせ、地域における嚥下障害診療の風通しがよくなった。病院だけで悩むことなく、家族と在宅診療チームと共に考える機会も増え、地域連携の強化にも大きく役立ったと考えている。ペイシェントジャーニーマップは、地域連携パスの作成と連携強化にも活用できると明言できる。

職員のEXを高めるエンプロイージャーニーマップ作成

　ペイシェントジャーニーマップを考える際にEXも含めて検討をすることを複数回実践すると、PXを高めるために各職種のEXを高めるためのエンプロイージャーニーマッピング（Employee Journey Mapping：EJM）によるエンプロイージャーニーマップの作成を検討する機会が求められると思われる。EJMは、産業界でよく用いられている歴史があり、インターネット上にもその方法が多数アップされている。横軸にその職種の人の経験するステージ、縦軸に経験・希望・困難・感情・改善策を記載するなどして、ペルソナを基にエンプロイージャーニーマップの作成を検討することが一般的である。

　われわれの施設では複数職種のEJMを実施して、そのキャリア形成や多職種連携のあり方について検討をしている。ここでは薬剤師の例を紹介したい（図5）。ペルソナは、「24歳の女性薬剤師で入職1年目。総合診療科病棟に配属され、多様な疾患に対応するため大変だと感じている。大学生活で東京の生活が快適となってしまい都内に就職したが、将来は地元に戻る可能性も考慮し、それまでに病院薬剤師としての必要なスキルを身につけたい。転職時に有利になることを考えて認定資格は取りたいと考えている」。参加者は、薬剤師1〜14年目までの10名とファシリテーターの医師2名、理学療法士1名である。

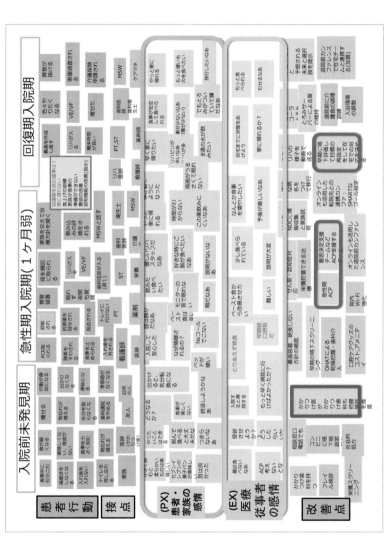

図 4 誤嚥性肺炎の患者のペイシェントジャーニーマップ

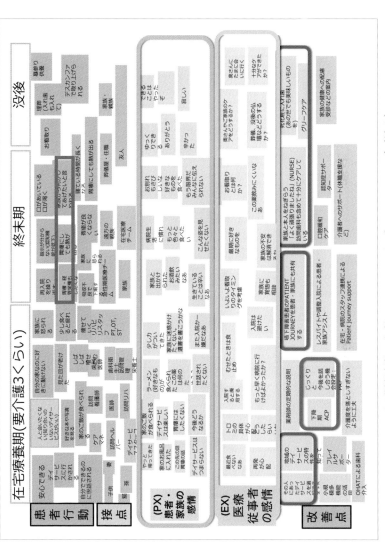

図 4　誤嚥性肺炎の患者のペイシェントジャーニーマップ（続き）

図5 薬剤師のキャリアを考えたエンプロイージャーニーマップ

ステージ	高校	大学時代	研修期 1-2年目	独り立ち	成長期
経験・業務		4年制 6年制 サークル 旅行 / 実基礎化学	調剤 ケモ 混注 / ひたすらマニュアル / 病棟業務 / 有事対応 夜勤 / 多職種コミュニケーション / 監査	自分の担当病棟を持つ	横断チームの担当になる。NSTなど / 自己研鑽 / 実務実習認定 / マネジメント / スタッフアップ / 認定、専門取得
希望	化学が好き / 親を見て継承したい / ずっと使える	資格を取れる / 必修多い 選択 / 追試にお金 / 3-4浪退学 / 長い もう少し実習がしたい	色んな病棟を経験したい / 対人業務をしたい / 英語読書をしたい	1病棟に1.5-2人当ててほしいでも人が回転による / 病棟ペアの人の要求は少ない / 他職種に感謝される / 教育体制が整っていない	業務の中で調べる時間が欲しい / チームに入る / 成長 / 研修認定でかかりつけ薬剤師になれる(薬局転職に有利) / ロールモデルが少ない / 役職者が少ない
困難	理系で科目も限られていてつらい / なんとなく	サークル・旅行 / 渋谷近くてたのしい / 勉強しんどい	調剤のスピードについていけな わき / 薬の使い方が分からない / 毎日同じ業務 / 薬の説明が難しい / 残業多い	相談する人がいない / 人手不足 / 自分の仕事のやり方のわからない / 調剤の日は早くから帰れる / 他職種怖い 怖い看護師にTELしにくい	分からないことだらけで臨床業務は困る / ルーチンだけで1日終了 / 立ち止まって考える余裕がない / 誰かに相談したい / 病棟行くのがつらい / べる時間がない
感情			患者と話したい病棟に行きたい / 仕事が遅くて自信がない / ずっと調剤続き	調剤の日は早くから帰れる / 患者ケアに役立ってていう自信 / ケースソフト / 回診への参加 / 学習環境の整備	自分が役に立ったと感じる / 1人で対応できる自信 / 給料上がらないかな / 忙しさと人のバランスを取れる体制にする / できていることの承認と協働
改善策	病院見学 学園 実体験 / キャリア相談	良い実習指導者 / 対人業務を早期に学ぶ / 診療科ローテーション			認定にメリットがない、感じる / 認定取得できる気up / キャリア支援 資格取得補助 / 主任を増やす
					残業が少ないので接続しやすい / 家計への不安 / 働きやすいので人が辞めない / プライベートとの両立 / 資格を取ったらその分野に転職できない / 領域ごとに責任者を立てる / タスクシフト 代理処方など / 患者の役に立ってているのが悩み

おわりに

PJM や EJM を実施するには，実際には最低 1 時間はかかるだろう。しかしながら、実践後の PX や EX、地域やチームの連携強化の効果は明らかにその費用を上回っていると思われる。ぜひ皆さんの施設でも実践していただきたい。

文献

1) Griese L, et al：Challenges in navigating the health care system：Development of an instrument measuring navigation health literacy. Int J Environ Res Public Health **17**（16）：5731, 2020
2) Davies EL, et al：Reporting of patient journey mapping in current literature：A scoping review protocol. JBI Evid Synth **20**：1361-1368, 2022
3) Sijm-Eeken M, et al：Towards a lean process for patient journey mapping—a case study in a large academic setting. Stud Health Techol Inform **270**：1071-1075, 2020
4) Davies EL, et al：Reporting and conducting patient journey mapping research in healthcare：A scoping review. J Adv Nurs **79**（1）：83-100, 2023
5) 群馬大学医学部附属病院 医療の質・安全管理部ホームページ：特別展示「私の手術ものがたり」. https://anzenkanri.showa.gunma-u.ac.jp/iryouanzen/anzensyuukan/2020nen/special-exhibition2020/（2023 年 10 月 24 日参照）
6) Curry JM, et al：A systems development life cycle approach to patient journey modelling projects. Stud Health Techol Inform **129**（Pt 2）：905-909, 2007
7) Barton E, et al：The feasibility and potential use of case-tracked client journeys in primary healthcare：A pilot study. BMJ Open **9**（5）：e024419, 2019
8) Beleffi E, et al：The patient journey. In：Donaldson L, et al（eds）：Textbook of Patient Safety and Clinical Risk Management. Springer, pp117-127, 2020, https://doi.org/10.1007/978-3-030-59403-9_10
9) Patrnchak JM, et al：Implementing servant leardership at Cleveland Clinic：A case study in organizational change. Servant Leadership：Theory and Practice **2**：36-48, 2015

（小坂鎮太郎）

第3章

PX を向上させるコーチング

　PX 向上に欠かせないコミュニケーションの方法として、患者の
ニーズを引き出し、目標達成に向けた行動変容を促すコーチングに着
目した。コーチングの基礎および、チーム医療における対話的コミュ
ニケーションの活用を詳しく紹介する。

はじめに

　PX は「患者が医療サービスを受けるなかで経験するすべての事象」と
定義され、測定するのは、入院や外来において、患者が経験するさまざま
なケアプロセスである。PX を向上させるための第一歩は、医療の入口か
ら出口までに患者や家族が経験するすべてを観察し、不便や不快と感じる
体験に共感することである。次に、その不便や不快を取り組むべきニーズ
として定義づけることを起点として、経済的にも技術的にも実現可能な解
決策を考え、実行して医療に新たな価値を生み出す。このようなニーズに
基づく価値創造の考え方をデザイン思考という（**コラム 4「デザイン思考
と PX」**参照）。

　医療が多職種協働の営みであることと同様に、PX 向上も多職種がチー
ムで取り組む活動である。そのプロセスは、①ニーズを特定する、②リ
サーチする、③アイデアを思いつく、④チームが一緒に頑張り続ける、こ
とから成り、PX を改善するという目標達成に向かうプロセスにはチーム
の成長が必然的に伴うはずである。

　PX を向上させるために、医療組織ではさまざまな方策をとる。しかし、
PX と病院の質管理戦略の関係を検討した海外の研究[1]によれば、両者の間
にはほとんど関係がみられなかったという。この結果に対する考察の一部
を以下に抜粋する（和訳と下線は筆者による）。

1）PX は病院の戦略ではなく、<u>職員と患者との直接的なやり取り</u>の影響を
　受ける。

2）病院の質管理戦略と PX は別の次元の問題である：前者は方策、原理、
　過程の技術的なセットであり、診療内容と資源の使用を扱うのに対し

て、後者は相互に関係する（患者のもっている）仮定、期待、表出のセットである。

3）PX には柔軟な組織、ローカルな（患者の）ニーズへの反応、ローカルな問題解決が有利に作用する。病院は質管理戦略の外形を作るが、実施は別の問題である。

　上記の視点に立つならば、PX を向上させるためには患者とのコミュニケーションが重要であることがわかる。それでは PX の向上に寄与するコミュニケーションとはどのようなものなのだろうか。PX が表す患者中心性が、医療の質を構成する他の要素である有効性、効率性、適時性、公平性、安全性と密接に関連していることから[2]、患者と医療従事者との間だけではなく、医療組織で交わされるコミュニケーション（両者を合わせて「医療コミュニケーション」と呼ぶことにする）にも目を向ける必要があるだろう。

　筆者ら東北大学のグループは、医療の質を構成する要素の一つである安全性と医療コミュニケーションとの関係を研究してきた。その際、コミュニケーションの構造を明確にする必要があったことと、患者や医療従事者の主体化を支援するようなコミュニケーションが重要であると考えたことから、コーチングに着目した（コーチングは、相手の目標達成に向けた主体的行動変容を促進する対話的コミュニケーションである）。そして、2011年度文部科学省事業「チーム医療推進のための大学病院職員の人材養成システムの確立」を含め、4年間にわたって東北大学病院にコーチングを導入し、管理的立場にある職員のコーチングスキルと患者安全文化との関係を明らかにした[3,4]。今後、多施設研究が必要であるが、暫定的な結論として「リーダー個人の発揮するコーチングスキルの改善は病院組織の活性化をもたらし、それらは患者安全文化の向上に寄与する」と考えている。

　話を PX に戻すと、PX と医療コミュニケーションとの関係についてのエビデンスは不十分である。日本ではそもそも患者安全に比べて PX の概念や評価が浸透していない。本稿では一つの考え方として、PX 向上に向けたチームの活動における対話的コミュニケーションの活用を提案したい。そこで、まずコーチングスキルの基本を概説し、次に PX 向上を目指す多職種協働におけるコーチングのポイントを述べる。

1. 医療現場におけるコミュニケーションとコーチング

　医療の現場ではさまざまなコミュニケーションが交わされる。患者やその家族と医療従事者との間、あるいは医療従事者間で、情報（指示命令を含む）、質問、提案、要望などが伝えられる。これらの伝達には目的があり、その目的に合った方法で伝えられることが大切である。

　相手の目標達成に向けた主体的な行動変容を促進することが目的であれば、そこに対話的コミュニケーションであるコーチングの技術を活用することができる。コーチングの三原則である「双方向」、「個別対応」、「継続性」は、この目的と結びついた特性である。また、コーチングには、「気持ちよく自分の話ができる」、「新しい視点に気づく」、「自分ができることを新たに始め、継続する」という機能がある[5]。すべての技術についていえることだが、コーチングも目的と機能に合致したかたちで使うことが肝要である。ここでは、まずコーチングの基礎知識として会話の構造を述べ、次にコーチングの基本的なスキルとして、「傾聴」、「承認」、「質問」を機能とひも付けながら解説する。コーチングの詳細は成書[6]を参照していただきたい。

2. コーチングの構造と気づきが起こる仕組み

　図1aはコーチングにおける双方向性の会話を示す。コーチはコーチイー（coachee、コーチが対話する相手）の言葉を受け止め、自分の言葉をコーチイーに送る。具体的にはコーチは傾聴し、承認や質問、時には提案や要望を伝える。コーチイーは話しながら自分の言葉を脳内で、あるいは耳で聞いているが、このときに気づきが起こることがある。考えが整理されたり、思ってもみなかったアイデアが浮かんで目標実現への道筋がみえたりする。このようにコーチイーが自分の言葉を意識したり聞いたりして気づきが起こることをオートクライン（autocrine）と呼ぶ。オートクラインは行動を促進する。例えば仕事の目標や課題解決への道筋がみえたときには行動への動機づけも同時に生まれる。優れたコーチはコーチイーにたくさんのオートクラインを起こす。

a 傾聴・承認・質問
提案・要望

考える・気づく

コーチ

コーチイー

語る

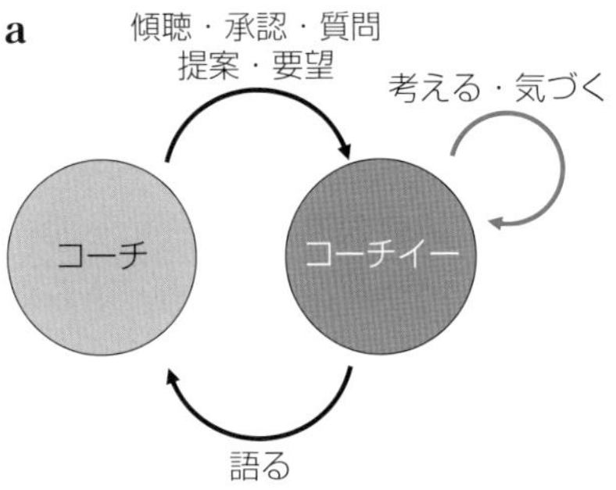

b
1. アイスブレイク
2. セットアップ：テーマを考える
3. その回での目標の確認
4. 現状の明確化
5. 望む状態の明確化
6. ギャップの明確化
7. 具体的な行動の決定
8. 会話のまとめ
9. フォローの決定：日時、宿題を決める

図 1　コーチングの構造と気づきが起こる仕組み
a：双方向性の会話。
b：コーチングフロー。

3．傾聴（active listening）

　傾聴はコーチングの機能「気持ちよく自分の話ができる」に関連したスキルであり、active listening ともいう。聞くことは能動的な行為であり、相手に影響を及ぼす。興味・関心をもって聞かれると、話しやすくなり、オートクラインが起こりやすくなる。逆に聞かれなければ、話したくなくなり、自分の価値にも疑問を感じるかもしれない。

　傾聴のポイントは次の3つである。

1）興味・関心をもつ

　興味・関心は「事」ではなく、相手への興味・関心である。相手への興味・関心をもう少し詳しくいうと、「主体としての相手」への興味・関心である。その人が家族や職場、さらに地域や団体とのかかわりの中にいる主体であり、生まれてから今に至るまでと、今から将来に向けての人生の文脈の中で現在を生きている主体であることに意識を向けて傾聴する。

2）相手の話を判断せずに受け止め、先入観を外して聞く

　自分が無意識に設定している価値判断の基準や固定観念に気づくことは、対話する双方にとって意味がある。

　コーチのあり方としては、「自分は相手のことを知らない」というスタンスが重要である。例えば「コミュニケーション」という言葉を相手がどのような意味で使っているのかはわからない、わからないから尋ねる。一方、コーチイーに自身の固定観念に気づかせるには、「新しい視点に気づく」と

いうコーチングの機能と、関連する質問のスキル（後述）が有用である。

3）問いを間に置く

　コーチング三原則の一つである「双方向性」の意味を、筆者は「問いの共有」と理解している。コーチもコーチイーも答えを知らない問いを間に置いて一緒に考えるということである。問いも対話から生まれる。そのためのスキルを向上させる方法の一つは相づちのレパートリーを増やすことである。以下は、筆者がコーチングを学び始めた頃に練習用に作成した相づちのリストである。

・それで？
・本当にそうですか？
・いつからそうするの？
・もう少し詳しく教えて
・もっと具体的にいうと？
・何かにたとえるとしたら？
・あと2つ挙げるとしたら？
・それ以外に何かないですか？
・そうなると、次は何が起こる？
・それが実現するとどうなりますか？
・1つの言葉で表現するとしたら？
・そのことをあなたはどうみているの？
・それを言ってどんな感じがした？
・それはあなたにとってどういう意味がある？
・そのことについてあなたはどう考えた？

　相づちを打つときには、ノンバーバル（表情、しぐさ、声の大きさや抑揚、話す速さ、間など）の要素が、言葉そのもの以上に相手に影響を及ぼす可能性があることに留意する。相手への影響を知るには、その人がどれだけ気持ちよく話しているかが目安の一つとなる。

4．承認（acknowledgement）

　コーチングで使われる承認とは、相手がそこにいることに自分は気づいているということを相手に伝えることである。つまり広義の承認は存在承

認である。存在承認の行為としては、挨拶する、声をかける、頼む、感謝を伝える、教えてもらう、教える、叱る、期待を伝える、話を聞く、名前で呼ぶ、誘う、笑わせる、構う、手伝う、相談する、などが挙げられる。要するに人とかかわる言動のうち、存在否定ではないものである。存在承認の一部として成果承認がある。成果承認は端的には褒めることであるが、結果としてみえる成果だけでなく、行動や成長に対する承認も含まれる。

承認の反対は「無視」である。無視されたらどのように感じるかを考えれば承認の効用を理解できるだろう。承認は信頼関係の構築と動機づけに寄与する。信頼関係はコーチングの機能「気持ちよく自分の話ができる」の基盤となり、動機づけは「自分ができることを新たに始め、継続する」ことを促進する。

存在承認のポイントは質より量であり、相手の期待と合うくらいの頻度が適切な量といえるが、過度よりも不足を心配したほうがいい。成果承認のポイントは、コーチング三原則の一つ、「個別対応」である。

ご自身が承認された経験を振り返ってみていただきたい。目標達成に向けた行動が促進された承認と、それほどでもなかった承認があったのではないだろうか。その違いを生む理由として3つが考えられる。

1つ目は、受け取る側のコミュニケーションスタイルと承認とが合っていたかどうかである。ただ「すごい」と言われて嬉しい人もいれば、自分が意識して注力した部分を正しく評価されることで喜びを感じる人もいる。結果を端的に評価されると嬉しい人もいれば、過程におけるチームへの貢献を称賛されることに満足を感じる人もいる。2つ目は、承認された内容がその人の目標や大切にしていることとひも付いているかどうかである。目標に向かって成長している実感が承認によって強化されれば、目標達成に向かう行動が促進されるだろう。3つ目は相手との関係性である。尊敬する人からの成果承認は一生の宝になるかもしれない。日頃から承認がどのように受け取られたかを観察し、相手に合った方法で承認を伝えることが大切である。

5. 質問（question）

　コーチングの機能「新しい視点に気づく」と密接に関係するのが質問のスキルである。コーチはコーチーが意識せず影響されている価値観や固定概念に気づいてもらうために、例えば「それって本当ですか？」と問う。新しい視点に気づくことによって、目標の再設定をしたり、行動の選択肢が増えたりする。

　また、質問は、「自分ができることを新たに始め、継続する」機能にも関係する。人は問われたことを考える。例えば、失敗するたびに「なぜできなかったのか」と繰り返し聞かれると、失敗したときに自動的に頭の中でその問いが浮かぶようになる。最悪なのは「自分には能力がない」という答えとリンクすることである。逆に失敗したときに「どうすればできるだろう」と自分に問うことが習慣化されていると、失敗の原因の検討を含めた対処行動が起こりやすい。あるいは「自分にどのような能力が身につけば成功するか」と問う癖がついていれば、成長に向かう行動を継続するだろう。

　コーチは目的・意図をもってコーチーに問いを投げかける。目的・意図の例として、問題をはっきりさせる、考えを整理する、目標を設定する、アイデアを出させる、物事を具体的にする、未来を予測する、リソースを明らかにする、モデルを見つける、などがある。このときも「事」ではなく「その人」を中心に質問する。すなわち質問の核となるのは、「その事（問題、目標、計画など）はあなたにとってどのような意味があるのか」、「そのように考えるのはどのような経験によるのか」、「そのことがあなたにどのような感情を引き起こすのか」、「そのことにあなたはどのように向き合うのか」といったことである。

　先ほどの相づちの例のように、意図と対応する質問の例を書いてみることをお勧めする。質問を作る軸は2つあり、1つは、オープンクエスチョン/クローズドクエスチョンか、もう1つは、具体的な事柄に切り分けるチャンクダウン/抽象化するチャンクアップである。チャンクとは、パンや肉の塊の意味で、転じて情報のひとかたまりを意味する。

　以下に何かに取り組もうとしているコーチーに対して2×2＝4通りの質問例を示す。それぞれの機能の違いに着目していただきたい。

・オープンクエスチョンでチャンクアップする：「そのことに取り組むそもそもの理由は何？」

　考えさせる質問である。新しい視点に気づくことを助ける。ただし、いきなり問われるとつらいかもしれない。

・オープンクエスチョンでチャンクダウンする：「いつからそれに取り組む？」、「何から始める？」

　行動計画を明確にすることができる。また、成功体験など過去のことを聞くときにも使う。過去のことは、知っていることを話せばよいという点で答えやすく、会話がスムーズに流れる。過去を振り返る意味は、現在の問題を過去のせいにすることではなく、過去から今までの体験が目標達成への糧であることに気づくことである。

・クローズドクエスチョンでチャンクアップする：「その行動はあなたの理想と合っている？」

　この質問も考えさせて新しい視点に気づくことを助ける。オープンクエスチョンでチャンクアップする場合と違い、問う側に何らかの仮説があって、それとの違和感を相手に感じたときに明確にすることができる。違和感を伝えるが、相手の言動を否定するのではない。

・クローズドクエスチョンでチャンクダウンする：「今おっしゃったことを整理すると、こう？」、「この時間で考えたいのはA、Bどちら？」

　相手の考えや意志を確認することができる。

6．コーチングフロー

　コーチはコミュニケーションをコントロールする。すなわち開始、転換、完了する（コーチイーをコントロールするのではない）。そのために、コーチングの会話を進める型（コーチングフロー）を知っておくと役に立つ（図1b）。

　まず、気持ちよく話ができる環境を用意し（アイスブレイク）、扱うテーマを明確にする（セットアップ）。セットアップ、つまり何を考えるかを考えることが最も重要なので、遠回りのようだがここに時間をかけることをお勧めする。特に患者の場合、いきなり目標を聞かれても言語化することは難しい。患者が自分の言葉で目標を語れるようなテーマを一緒に考える。

例えば、「過去（病前）の自分と今の自分をつなぐこと」、「自分が人生の主役になること」[7]は医療における普遍的なテーマであると思われる。これが患者の言葉として語られたとき、つまりテーマ（問い）が患者とコーチとの間に置かれたときに対話が大きく進み始める。また、そのセッションでどのようになりたいのかという目標を確認する（例：もやもやした感じをすっきりさせる糸口を見つけたい）。その後、現状確認、望む状態と現状との間のギャップを生じている理由の明確化、ギャップを埋める行動の決定、まとめる、そしてフォローするというサイクルを回す。

PX向上を目指す多職種協働におけるコーチングの活用

　医療は多様な専門職が目標を共有し協働する営みであり、各職種の自律性と職種間の緊密な連係が重視される。PXを向上させたいという医療チームを想定し、冒頭に述べたように、チームの目標達成とチームの成長という2つの視点からコーチングの活用を述べる。

1. チームの目標を達成する

　チームが目標を達成するプロセスの段階ごとにスキルをひも付けて解説する。以下で「対話」と書いてあるときは、1対1だけでなく、会議の場面も想定している。1対1についても、かしこまった面談だけでなく、たまたま会った廊下での数分の立ち話も含まれる。

　筆者が回復期リハビリテーション病棟で行った研究によれば、異なる職種である療法士スタッフと病棟スタッフとの間の対面コミュニケーション時間は、療法士スタッフ同士あるいは病棟スタッフ同士のそれの1/10であった[8]。多職種協働の質をいう前に、そもそも他職種間の対話の頻度と時間が少ないことに目を向ける必要があると考える。

1）ニーズを特定する

　PXを向上させるには、医療の入り口から出口までに患者や家族が経験するすべてを観察し、ニーズを特定することが第一歩である。そして顕在ニーズと潜在ニーズを選別し、解決の困難さ、解決した場合のインパクトの大きさなどの観点から取り組むニーズを決めるとともに、「誰を対象と

して、何を実現するために、何を解決する」ことに取り組むのかをニーズステートメントとして記述する（コラム4「デザイン思考とPX」参照）。

【傾聴、承認、質問】

　患者、家族、同僚等の困りごとを聞く。その際のポイントは、「事」ではなく「相手」に関心をもって聞くことである。以下は問いかけの例である。患者、家族、同僚などのすべてに適用できるが、相手に合わせた言い方（バーバルとノンバーバル）に留意する。

「気になったことを教えてください」

「もう少し詳しく教えてください」

「なぜそれが気になったのでしょうか」

「そのことでどのように感じましたか」

「その感じは過去のあなたの体験と関係がありますか」

「それがどうなるとよいですか」

「そのようにお話しくださり、ありがとうございます」

【提案・要望】

　困りごとを解決したいという目標を共有することができたら、（同僚や上司、あるいは部下に）「よりよい医療を提供するために一緒に考えてみませんか」、あるいは「あなたに、この病院が取り組むべき課題を一緒に考えてほしい」といったように、提案・要望してそのための対話を開始する。提案と要望は、相手が考えたり行動したりすることを具体的に伝えるスキルである。指示命令と違って、そうするかどうかの選択権は相手にある。

　提案の目的は、新しい視点の獲得と発想の拡大であり、それにより行動の選択肢を広げることを意図している。相手が必要とするタイミングで、許可を得てから、1回に1つ、イメージしやすい内容をコンパクトに伝えることがポイントである。また、正論ではなく、その人の置かれている人間関係を含む環境や経緯を踏まえたストーリーとして提案する。例えば、「よりよい医療を提供するために患者中心性の向上に取り組んでみませんか」よりも、「この間話していた外来部門の課題を、このメンバーで考えてみるというのはどうでしょう」と伝えるほうが行動をイメージしやすい。

　一方、要望の目的は、相手が無意識に設定している限界を超えるようなドライブをかけることである。要望のコツはストレートに短く伝えること

だが、要望事項だけを言うのではなく、（部下に対して）「日頃からあなたの専門性の高さと患者さんへの親切な対応をみていて、今回の患者中心性向上プロジェクトのリーダーになってほしいと考えています」のように期待感を込め、承認とセットにして伝えてもよい。一度要望して断られたとしても、大切なことだと考えるならば繰り返し要望する。

2）リサーチする

　関係者（患者、家族、医療者、研究者など）と問いを間に置いて、次のようなテーマで対話をする。そこでも傾聴、承認、質問のスキルを用いる。
「障害となっているのは何か」
「前提となっている医学的知見、医療のルール、医療組織の理念は何か」
「通常業務はどのように行われているのか」
「どのような状態が理想か」

3）アイデアを思いつく

　対話を続けた先に、「誰を対象として、何を実現するために、何を解決する」の解決策がみえてくる。例えば、次のような問いを重ねていく。
「そもそも何のためにこの病院はあるのでしょうか？」
「医療に従事している目的は何ですか？」
「そのルールは何のためにあるのでしょうか？」
「その前提は今も正しいのですか？」
「現状でできていることは何ですか？」
「理想の状態をどのように想定されていますか？」
「現状と理想のギャップを生んでいるものは何だとお考えですか？」
「1年後に何を実現するとよいですか？」
「必要なプレイヤーはどのような人たちですか？」
「影響を受けるのは誰ですか？」

4）一緒に頑張り続ける

　プロジェクトが走り始めるためには少しの幸運が必要である。もしプロジェクトが始まったら、少なくとも何カ月かにわたってチームで頑張り続けることになる。また、目標達成まであと少しのところで危機に遭遇することもある。この期間においても、問いを間に置いて対話を続けることが大切である。その際にはプロジェクトの「事」よりも、メンバーその人と

チーム内のコミュニケーションに焦点を当てる。なぜならば、考え、行動し、解決するのは人だからである。対話においては、傾聴、承認、質問、提案・要望のスキルを活用し、以下のような問いを重ねる。

「メンバーはどのような人で、自分はどのようにかかわってきて、どのような関係をつくっていきたいですか？」

「このチームで習慣的に行われていることは機能していますか？」

「習慣的に行われていることは、どのような前提に拠っているのでしょうか？」

「その正論のようにみえることは本当ですか？」

　このように対話を重ねることで、緊張感を持続することができ、危機を乗り越える行動が生まれる。

2．チームを成長させる

　チームの成長を、リーダーを含むメンバーの有能化と主体性の向上という枠組みで考えたとき、前者にはフィードバックのスキルが役に立つ。また後者にかかわる意識としてアカウンタビリティがある。

1）フィードバック

　相手の気になる言動に対して指摘や忠告をするのには勇気がいる。その結果として関係が気まずくなるかもしれないし、相手の行動が変わらないこともある。それでも、会議の時間を守る、ハラスメントをしないなどの、守るべきルールを短時間で伝えるには指摘や忠告が有効である。それに対して、相手が自分の目標達成のためにしているつもりのことと、実際の行動がずれているときには、本人が気づいて行動を変えるほうが、指摘や忠告よりも有効である。そのためのスキルとしてフィードバックがある。フィードバックを伝える場合と受け取る場合のそれぞれについてポイントを記す。

【フィードバックを「伝える」ときのポイント】

・相手の目標を知っていることが前提条件である

・フィードバックをしてもよいかどうか許可をとる

・変更可能な内容を伝える

・相手の言動から時間を開けずにタイムリーに伝える

- 自分にはこうみえる、という主観を伝えてもよい。「自分には」をつけ加えること。良し悪しの評価をしない
- 客観的な事実を伝える方法もある。例：（看護師が医師に）「診察のときに患者さんの目を見ていませんでした」、「患者さんに説明するときに笑顔がありませんでした」
- 相手によっては、客観的事実に主観を混ぜる。例：「診察のときに患者さんの目を見ていなかったので、私には少し冷たく感じました」、「時々患者さんに視線を向けられると、患者さんは気にしてもらっている感じがすると思います」
- 相手によって、単刀直入に述べたり、承認とセットにして伝えたりする。後者では、例えば、「先生の説明はいつもとてもわかりやすいですね。さらに患者さんによく伝わるようにするとしたら、時々目を見て確認してはどうかと思いました」のように、「さらによくするために」という期待を込める
- フィードバックした後に感想を聞く

　これらの例を読んで「医師にフィードバックするなんて」と驚いた人がいるかもしれないが、医師がメディカルスタッフから上記のようなフィードバックを受け取れる医療チームはすばらしいと筆者は考えている。

【フィードバックを「受け取る」ときのポイント】
- 最後まで聞く
- 感謝を伝える
- 感想を伝える（正当化や相手への批判ではなく、どのように感じたかを伝える）
- 自分から取りに行くことを習慣化する

2）アカウンタビリティ

　アカウンタビリティとは、自分の意志で現実を見つめ、問題に当事者として取り組み、解決策を見いだし、その解決策を実行しようとする意識である[9]。一言でいうならば、当事者意識である。反対はビクティム（被害者意識）である。現実には、アカウンタブル（当事者意識）とビクティムの間で動いているものである。この意識のあり様によって、新しい取り組みへの反応や、問題が起こったときの対応に違いが出る。また、そのよう

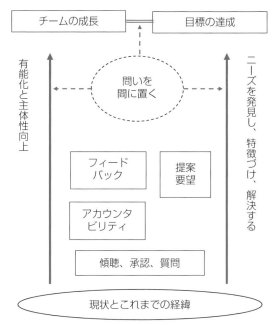

ビジョンの共有

図 2　PX 向上に向けたコーチングスキルの活用
患者中心医療というビジョンを共有しニーズの解決に多職種
協働で成果を挙げる営みにコーチングを活用する。

な思考の習慣化は個人の成長に影響する。

　ビクティムに寄っているときの口癖として、例えば、「どうせ」、「難しい」、「バタバタして」、「混乱する」、「時間がない」、「忙しい」などが思い浮かぶ。当事者意識に向かうときは、この言葉を使わないと決める。また、アカウンタブルな態度としては、間違いを認める、人に対して「なぜできないんだ」と（頭の中でも）問わない、おもしろさを探す、ごきげんでいる、助けを求める、考え続ける、などが挙げられる。

　チームメンバーとの対話においては、相手のアカウンタビリティに意識を向けて聞くことが大切である。ビクティムな状態であってもそれを肯定し、うまくいかないのは他人や環境のせいであるといった話を聞く。相手は話しながら自分の意識の状態に気づくことが多い。それがわかったら、

例えば、「話してみてどのように感じたか」、「本当はどうしたいのか」など
と問いかける。

おわりに

　PX を向上させたいと考えるリーダーが目標を達成し、チームを成長さ
せるプロセスにおいて、コーチングという対話的コミュニケーションがも
つ意味と活用のポイントを述べた。図2にシェーマ（図式）を示す。医療
組織のリーダーである読者に、患者中心医療というビジョンを共有し、
ニーズを解決するチームの営みにコーチングを活用してほしいと願い、筆
を置く。

文献

1) Groene O, et al：Patient experience shows little relationship with hospital quality manage-
ment strategies. PLOS ONE **10**（7）：e0131805, 2015, doi：10.1371/journal.pone.0131805
2) Anhang Price R, et al：Examining the role of patient experience surveys in measuring
health care quality. Med Care Res Rev **71**（5）：522-554, 2014, doi：10.1177/10775587
14541480
3) 岡本智子，他：コミュニケーショントレーニングが医療現場の組織活性に及ぼす影響．医療
の質・安全学会誌 **11**（1）：39-46, 2016
4) Izumi S, et al：Identification of communication skills that improve patient safety culture：
analysis of a communication skills training program for university hospital staff. Jpn J
Compr Rehabil Sci **8**：88-97, 2017
5) Hayashi A, et al：Analysis of subjective evaluations of the functions of tele-coaching inter-
vention in patients with spinocerebellar degeneration. NeuroRehabilitation **23**(2)：159-169,
2008
6) 日本摂食嚥下リハビリテーション学会教育委員会（編），出江紳一，他（著）：医療コーチン
グワークブック—対話的コミュニケーションのプラットフォーム．中外医学社，2019
7) Clark F：Occupation embedded in a real life：interweaving occupational science and occu-
pational therapy. 1993 Eleanor Clarke Slagle Lecture. Am J Occup Ther **47**：1067-1078,
1993, doi：10.5014/ajot.47.12.1067
8) Li Z, et al：Quantifying face-to-face communication among multidisciplinary medical pro-
fessions in a convalescent rehabilitation ward by using a name tag-type information com-
munication device：A pilot study. J Int Soc Phys Rehabil Med **4**：125-130, 2021, doi：
10.4103/JISPRM-000118
9) Connors R, 他（著），伊藤 守（監訳），花塚 恵（訳）：主体的に動く—アカウンタビリティ・
マネジメント．ディスカヴァー・トゥエンティワン，2009

（出江紳一）

デザイン思考とPX

　現場観察を通してニーズを発見し、共感と洞察をもって、有用で技術的にも経済的にも実現可能な解決策を創出する考え方をデザイン思考という。臨床現場にはニーズがあふれているようにみえる。しかし、「時間がない」、「人手がない」、「上司の理解がない」、「同僚や部下が協力してくれない」などは、ぼやきであってニーズではない。デザイン思考で医療の質を向上させるには、ニーズを適切に記述する必要がある。具体的には、「誰」に対して、「何をもたらすために」、「何を解決する」方法というニーズステートメントとして記述される。

　PXはデザイン思考の医療への応用であり、ニーズを記述するための出発点といえる。患者が経験する困りごとをニーズステートメントにしてみよう。例えば、「移動が困難な患者が、すぐに診察を受けられるように、病院の中を短時間で移動する方法」、「感染症で入院している患者が、心理的な安寧を得るために、家族と安全に面談する方法」、「リハビリテーション治療を受ける患者にとって、適切な運動負荷量を設定するために、リハビリテーション療法士が医学的情報を速やかに得る方法」などである。

　ニーズステートメントの中に解決策を含めてはいけない。例えば、「感染症で入院している患者が、心理的な安寧を得るために、家族とオンライン面談する方法」はNGである。ニーズの記述の次は、取り組むに値するニーズの絞り込みを行う。そのニーズが解決されたときのメリット、効果の及ぶ範囲、逆に不利益を被るかもしれない関係者の有無などにより判断する。ニーズが絞られたら解決策を考えて、プロタイピング（試作モデルづくり）を繰り返して完成に至る。この段階で使える手段を理由にニーズを変更してはならない。

　「嚥下障害のある患者が、食の楽しみを維持するために、安全に経口摂取を行う方法」が追求されてきた結果、現在では多様な嚥下調整食が製品化され、かつまた日本摂食嚥下リハビリテーション学会の「嚥下調整食分類」が創出され、医療制度に組み込まれている。「口から食べる」というニーズに妥協せずに取り組み、解決策を実現した関係者の方々に敬意を表したい。

（出江紳一）

　日本は諸外国に比べるとPXへの取り組みが遅れているものの、現在ではPXサーベイを実施し、結果を受けて改善活動を行う医療機関が出てきた。PXの導入経緯、実施範囲、PXサーベイの内容などはさまざまであり、独自に工夫を凝らしているのが特徴だ。自施設に適した方法で、いかにPXを推進すればいいか。ここからはPXサーベイの実施、PXによる組織づくり、診療や部門などの運営への活かし方といった視点から、その取り組み事例とPX導入による成果を見ていく。

事例1　国立病院機構　九州医療センター

【施設概要】

　九州全域を診療圏とする高度急性期病院。診療（高度総合医療、高度救急医療、高度周産期医療、高度先進医療、地域医療支援病院、地域がん診療連携拠点病院）、臨床研究（機能づけされた政策医療専門分野および高度総合医療施設にふさわしい組織横断的な臨床研究）、教育・研修（臨床研修指定病院、各種医療従事者の卒後研修および生涯研修）の3つの柱に情報発信という機能を加えて、多様な医療ニーズに応えている。病床数702床（一般650床、精神50床、感染症2床）、総職員数1,328人。

【PX導入による成果】

- 「目指せ！　ホテルのおもてなし〜三ツ星病院食大作戦〜」がスタートした
- 外来トイレの大規模改修が実現した
- PXとEX（職員の経験価値）は明確にリンクすることを体験した

はじめに

　当院のメディカルコーディネートセンター（以下、MCC）は、すべての患者に対して適時に質の高い医療サービスを提供すべく、2014年から稼働している組織横断的な部署である。MCCでは「より質の高い、患者やその家族のニーズにコミットするサービスとは何か？」を追及するため、医療サービスの質を測る新たな手法として、2015年度からPXサーベイを導入した。以後、毎年サーベイを実施してきたが、院内スタッフ（主に管理者）がPXを理解し、主体的にサーベイ運用にかかわり、結果を共有しMCCと協働してPDCA（Plan、Do、Check、Action）を回すようになるまで複数年を要した。

　本稿では、当院におけるPXサーベイの導入（背景、準備）、PXサーベイの実施（運用、集計、分析）、PDCAサイクルの実例を紹介する。

PXサーベイの導入：背景

　2014年に新たに設立された部署であるMCCがQM（Quality Management）活動をすることになり、活動テーマの参考資料として幹部から筆者に渡されたのは、国内A病院が実施していた患者サーベイの公表レポートであった。レポートには、A病院と米国病院のサーベイ結果と、経年比較したグラフが表記されていた。自院と米国の病院を共通の尺度で比較するという斬新な試みに幹部も興味津々で、「うちもこれ（米国との比較）、やってみようよ」と命を受けた次第である。この患者サーベイは、HCAHPSを和訳した設問票を用いた調査であること、その設問内容は「PX」の概念に基づいていること、PXに関して日本は後進国であることなどは、後にPX研究会に出会ってから知ったことである。

　国立病院機構における患者満足度調査は、2004年から毎年、全国140の機構病院で統一の設問票（病院機能別）を用いて実施されている。しかし、筆者を含めた現場スタッフは、その内容や結果を受動的に知る機会はほぼないのが現状である。ましてや調査結果をどのような改善行動につなげているのか、いないのか、まったく知らされていない。そもそも、患者満足度調査とA病院の調査はどう違うのか？　何が違うのか？　どちらがい

いのか？

　2015年、見切り発車でＡ病院と同じ設問票を用いたサーベイを当院で実施してみた。同時に、「患者の声を拾い上げ、結果を共有し、改善行動から医療サービスの質向上につなげる調査をしよう！」と決意した。並行して「患者サーベイ」に関する情報を収集していたのをきっかけにPX研究会と出会い、現在に至っている。

PXサーベイの導入：準備

　自施設で新たに何らかの調査を実施する場合、具体的な運用をシミュレーションする必要がある。病院であれば、やはり看護部の協力は必須であろう。当院の場合、現行の患者満足度調査に加えて、さらに別の患者調査（PXサーベイ）を実施するということで、その意義や目的などをきちんと関係スタッフに説明して理解を得る必要があった。まずは病院幹部に向けたプレゼンをし、次は運用の要となる看護部への周知を行った。看護幹部に直談判し、看護師長全員にプレゼンする機会をいただいた。そのおかげで特に入院患者を対象したPXサーベイの運用は、各病棟の看護師長が中心的となって、毎年安定した回収数を得ることができている。PXサーベイを経年実施してきた結果、「九州医療センター＝PX先進病院」との認識がスタッフの間でも徐々に浸透してきたようである。実際、当院スタッフが他院の方からPXに関する質問をされたものの、うまく答えることができなかったことを悔い、「PXについて教えてください！」と筆者を訪ねてくるようになった。

PXサーベイの実施：運用

　当院で実施するPXサーベイ（外来編）の案内と設問票の一部と入院編・外来編の実施概要はそれぞれ図１、２と表１に示す通りである。

1.　集計

　2017年度からSQS（Shared Questionnaire System：共有アンケート実

外来を受診された患者さんへ

当院では、患者さん中心の医療サービスを実現するため、アンケート調査を実施しております。ご回答いただいた結果は、医療サービスの質向上のために活用いたします。何卒ご協力をお願いいたします。

- この調査は、あなたが<u>今回</u>当院の外来を受診したことに関するアンケートです。

- このアンケートのご協力は任意であり、ご回答は部外秘とさせていただきます。

- ご記入は患者さんにお願いします。患者さん本人が記入困難な場合や、お子さんの場合は、ご家族または保護者の方が患者さんの意見を代筆ください。

- 個人情報保護のため、あなたのお名前やご連絡先を回答用紙のいかなる箇所にもお書きにならないようお願いいたします。

- ご記入いただいた内容が今後の治療に影響することは一切ございません。

- 調査への参加は任意です。ご回答されない場合でも、あなたの不利益になることはありません。

- 回答内容は病院サービスの改善と調査研究（PX研究会・学会での発表等）以外には使用いたしませんが、個人が特定されない形で結果を外部公表することはあります。

- ご不明な点がございましたら、当院職員にお尋ねください。

- ご記入が終わりましたら、総合受付カウンターの回収箱へ入れていただくか、もしくは職員にお渡しください。

- 本調査票の提出（もしくはウェブ回答）をもって、上記内容に同意したものとみなされます。

- こちらのQRコードからも回答できます。

国立病院機構九州医療センター　院長

図 1　PX サーベイ（外来編）の案内

施支援システム）上で、「SQS SourceEditor」という調査票作成ソフトで作成したマークシート方式の設問票を導入している。設問票は市販のスキャナーでスキャンし、データは「SQS MarkReader」という読み取り自動集計ソフトで処理して、集計結果（CSV データ）を得る。なお、これら

選択式の回答は、該当箇所のマークを塗りつぶしてご回答ください。
　：空白マーク　：正しいぬりつぶし　：不十分なぬりつぶし

記述式の回答は、回答欄からはみ出さないように記入してください。
この用紙は機械で処理します。回答欄以外に書き込みをしたり、用紙を汚したり、折り目
を付けたりしないように注意してください。

【1．今回の外来受診について】

(1) 今回 受診された診療科はどちらですか（1つだけ選んでください）

総合診療科	代謝内分泌内科	血液内科	膠原病内科
腎臓内科	高血圧内科	腫瘍内科	精神神経科
脳血管神経内科	脳血管内治療科	呼吸器内科	消化器内科
循環器内科	小児科	リウマチ科	整形外科
形成外科	脳神経外科	呼吸器外科	心臓外科
血管外科	小児外科	消化管外科	肝胆膵外科
皮膚科	泌尿器科	産科	婦人科
乳腺外科	眼科	耳鼻咽喉科	緩和ケア
放射線科	歯科・歯科口腔外科	その他	

(2) あなたが当院を選んだ一番大きな理由は何ですか？　　ひとつだけお答えください。

自宅に近い、アクセスが良い	病院・診療所からの紹介	前に来たことがある
医療設備が良い	診療科目が多い	名医・専門医がいる
かかりつけ医がいる	家族・友人に勧められた	その他

(3) 診察予約時間の選択肢はありましたか？

はい	選択肢はなかったが、問題ない	選択肢が欲しかった
わからない・覚えていない	予約していない	

【2．病院での待ち時間について】

(4) 診察予約時間後、診察が始まるまでどのくらい時間がかかりましたか？

時間どおり、または時間より早く	30分以内	1時間未満
1時間以上	わからない・覚えていない	

図2　PXサーベイ（外来編）設問表の一部

のソフトはすべてオープンソース（特別なライセンスは不要で、一般公開
されており、誰でも無料でダウンロードできる）となっている。ただし、
筆者の認識では「Windows 8.1」までにしか対応していないので、汎用性
が高いとはいえない。将来的にペーパーレス化し集計処理作業の効率化を

表 1 PX サーベイ実施概要

	入院編	外来編
時期・期間	毎年 10～11 月の 6 週間	毎年 6 月の約 2 週間（1,000 部配布終了まで）
対象	上記期間内に退院が決定した患者	上記期間内に外来受診に来た患者
対象外	死亡退院、外国籍、ICU、NICU、精神科	原則なし
回答	原則として患者本人が、設問票に記入もしくは Web 回答	
回収	院内各所の回収ボックスへ投函	

表 2 **PX サーベイの分析手法**

1. 設問ごとのトップボックススコア*を算出する
2. 設問を分野別にカテゴライズし、1 の結果を基にレーダーチャートを作成する（図 3a）
3. 総合評価「九州医療センターの評価を 10 点満点でお答えください」の平均値を「PS（患者満足度）スコア」とし、経年変化をみる（図 3a）
4. 各設問が PS スコアへ与える影響度は、CORREL 関数を用いて相関係数を算出し、1 の結果とでポートフォリオを作成する（図 3b）

＊トップボックススコアとは、各設問の有効回答のうち、最も望ましい（評価の高い）回答が選択された割合を 100 点満点換算で算出した値

図るべく、2020 年から設問票に Web 回答用の QR コードを貼付しているが、Web 回答者数は全回答者数の 1～2％程度にとどまっているのが現状である。

2. 分析手法

　PX サーベイの分析は**表 2** の通りである。

3. 結果レポート

　2015 年以来、「皆の心にヒットする見せ方は？」という視点で、試行錯誤し続けてきた結果、2018 年以降は**表 2** に示す方法で分析し、基本レポート（**図 3**）として病院ホームページに掲載している。また、要望があれば病棟別の分析を行い、レポートを作成（**図 4**）、筆者が直接、当該病棟の看護師長へレポートの解説をしている。看護師長はこの結果を「看護管理目標」の一つにしたり、改善行動の立案に役立てているようである。さらに

病院全体

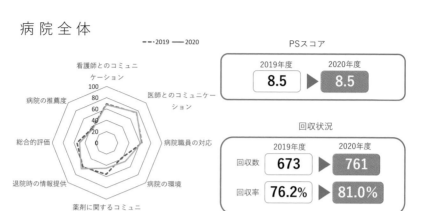

a

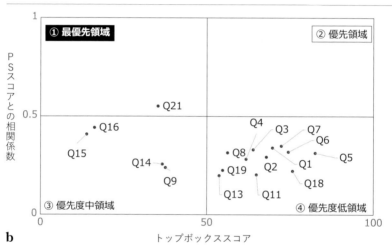

b

図 3　基本レポート（病院全体）

2022年度からは、看護キャリアサポート委員会が作成している「キャリアサポートプログラム」の到達目標に「PX サーベイ結果の説明を受けて、自部署の看護の課題を支援者と考える」という項目が新たに追加された。約 7 年を経て、院内の最多組織である看護部を中心として、PX への理解が周知、浸透し始めてきた。

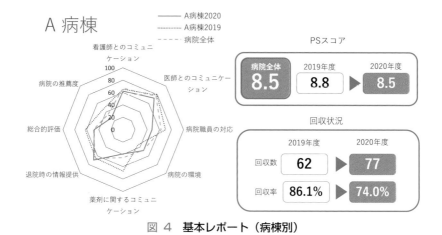

図 4 　基本レポート（病棟別）

PDCA サイクルの実例

　2015 年に PX サーベイを開始して以来、「食事に関する PX」が圧倒的に低いことが恒例化していた。サーベイの結果が出るたびに管理栄養室へ出向き、代々の責任者へ「何とかしてみませんか？」と打診し続けてきたが、「病院食だからおいしくないのは当たり前です」という「当たり前の返答」ばかりであった。ところが、2019 年度に着任した責任者の返答は「みんな頑張っているのに悲しい。どうにかしなくては！」だった。まずは、出産後の産褥婦に提供しているお祝い膳のリニューアル（＝Action）に着手した。

　メニューづくりや提供の方法、食器の新調（＝Plan）など、協働して他部署との擦り合わせを行い、翌年から出産を頑張られたお母さんにリニューアルしたお祝い膳の提供を開始（＝Do）した。同年のサーベイ結果（＝Check）は、お祝い膳を提供している病棟の PX は前年度に比べて有意に上昇しており、フリーコメント欄には「お祝い膳がとても嬉しく、おいしかったです」、「一気に気持ちがグレードアップしました」などのポジティブな言葉が並んだ。年度末には、管理栄養室が MCC とともに院内表彰され、スタッフの士気がますますアップした。新型コロナウイルス感染症（COVID-19）の陽性妊婦さんへのお祝い膳は、これまでディスポーザ

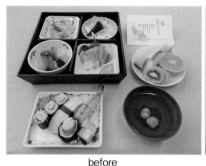
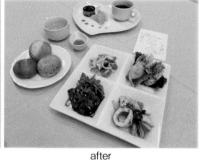

before　　　　　　　　　　　　　　after

図 5　改善された病院食

ブル食器で提供していたが、管理栄養士の「とにかく患者さんに喜んでいただきたい」という一心で、見栄えのよいカフェ風のパッケージに変更するなど、その後も進化し続けている。トピックとしては、2022 年度より福岡市内某ホテルの名誉総料理長を定期招へいし、「目指せ！ホテルのおもてなし〜三ツ星病院食大作戦〜」が開始されている（図5）。

　もちろん、PX 導入の成果は病院食だけにとどまらない。当院の建物は築 20 年を超えており、特に水回り設備の老朽化が問題であることは誰もが認識していたが、大規模改修までは至らなかった。2015 年に PX サーベイを導入して以来、「トイレ」に関する PX がワースト 1、2 である事実を病院幹部に毎年訴え続けてきたことが、2022 年に実現した「外来トイレ大改修」につながったのではないかと自負している。

おわりに

　食事とトイレという、医療とは直接的に関係がないうえに、それ自体が利益を生むこともない箇所へ、「PX を高めるため」だけに投資が決定したことは、PX 推進病院として大きな第一歩であった。2015 年から手探りながら PX サーベイを導入し、その後も運用や設問票、分析法、グラフ種の選択を随時更新しながら、ようやく PDCA につながるサーベイとして位置づけられたと実感する。そのためには、信頼性と信憑性が担保された設問票を用い、十分な有効回答数を得ること、現場の心に響く結果の見せ方をすること、組織には旗振り役（＝PDCA を牽引）が存在すること、などが

重要であると考える。PDCA をうまく回せば PX は上がり、同時に EX（職員の経験価値）も上がることを目の当たりにした。

　2020 年度より PX 研究会が監修した設問票を用いた EX サーベイを開始し、現在データを蓄積している段階である。今後の課題は、自院のデータで PX と EX との相関を統計的に証明し、患者、職員ともに win-win となる施設環境づくりに貢献することである。

（西本祐子）

第4章 PXサーベイから PDCAを回す

事例1

事例 2　医療法人財団岩井医療財団
稲波脊椎・関節病院

【病院概要】

所在地：東京都品川区東品川 3-17-5
理事長：岩井宏樹
院　長：髙野裕一
標榜科目：整形外科/内科/リハビリテーション科/放射線科/
　　　　　麻酔科
病床数：60 床
休診日：日曜日・祝日・土曜日午後
URL：https://www.iwai.com/inanami-sekitsui/

【PX 導入による成果】

・院内掲示の対応やノイズマスキングイヤホン導入などによる PX
　サーベイ結果の悪い回答割合の改善
・高齢患者への説明対応の見直し
・入院経験の満足度改善

PX サーベイの取り組み開始まで

　東京都にある医療法人財団岩井医療財団は、江戸川区と品川区で病院を運営している医療法人である。両院は主に脊椎疾患に特化した治療を行う病院であり、特に内視鏡による低侵襲な手術を専門に実施している。この運営病院のうち品川区にある稲波脊椎・関節病院において、2018 年に経営の戦略的な取り組みとして「医療の質向上推進室」と「広報戦略室」という 2 つのタスクフォース（ミッション）が立ち上がった（表）。

　この医療の質向上推進室では、「患者満足度の向上、職員満足度の向上」、「日々の診療の改善（治療成績、看護の質）」を目的に活動することになり、目的達成のための具体的な活動の一つとして、入院患者および外来患者に実施しているアンケートの見直しを検討することになった。これまで入院患者や外来患者に対して実施していたアンケート（図 1）は病院職員の説

表　経営の戦略的な取り組みとして立ち上がった２つのタスクフォース（ミッション）

1．医療の質向上推進室
・患者満足度の向上、職員満足度の向上
・日々の診療の改善（治療成績、看護の質）
⇒入院患者、外来患者アンケート　PXサーベイの取り組み開始
　術後評価
　職員の接遇研修
2．広報戦略室
・重点広報施策の策定
・ホームページの改善
⇒院内職員へのホームページのヒアリング
　来院患者を広告塔として有効活用
　医療の質向上推進室との連携

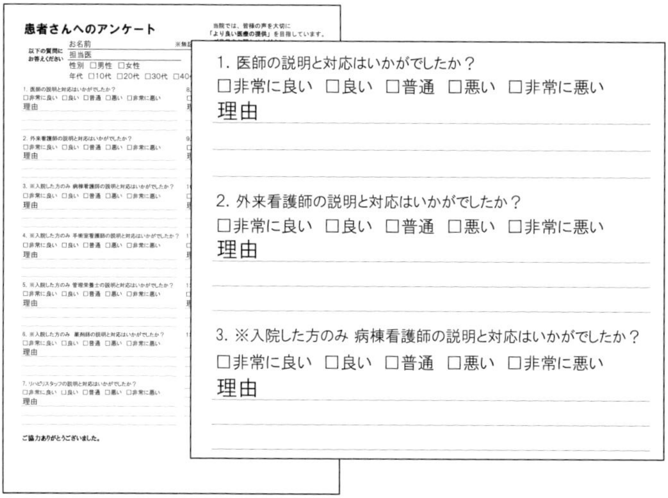

図１　これまでの患者アンケートの内容

明と対応について５段階評価で回答をしてもらうものであったため、具体的な問題点が見えづらく、回答の結果から改善に向けた取り組みを行うことが難しいという課題があった。そこで、医療の質向上推進室では新たに「PX」という考え方によるアンケート（PXサーベイ）の実施を決定した。

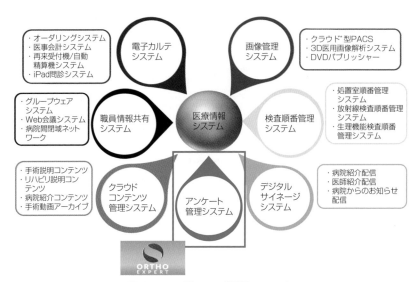

図2　PXサーベイ運用システム
従来より脊椎疾患アンケート管理システムとして用いていたOrtho Expertを流用しており、追加費用もなく対応可（法人内展開もOK）。ブラウザによる管理画面やCSVファイルへの出力機能なども装備。

PXサーベイの運用方法について

PXサーベイの運用開始にあたり、アンケート結果の集計作業などで病院職員への作業負荷を軽減するために、当院ではタブレット端末やパソコンを利用したサーベイの仕組みづくりを検討した。そして当院にて稼働している医療情報システムの中から今回のサーベイに利用可能なシステムをいくつか選定し、その中から「脊椎疾患アンケート管理システム」として利用している脊椎外科特化型問診アプリ「Ortho Expert」（株式会社データック）を採用することにした（図2）。

当院におけるPXサーベイの運用の流れを述べる。まず、サーベイの実施忘れを防止するため、入院時に入力する電子カルテのコメント欄にはスタッフにサーベイ実施依頼を促すコメントを事前に登録しておく。次に、退院日前日または退院日に患者にiPadを渡して、アンケートを入力してもらう。入力されたアンケートデータはIT部門において定期的に収集を行

① 電子カルテのコメント欄に、患者からアンケートをもらうように促すコメントが事前に登録してある

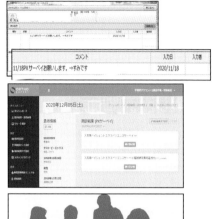

② 退院日前日または退院日に患者にiPadを渡してアンケートを入力してもらう

③ アンケートアプリの管理ツールより定期的にアンケートデータを収集

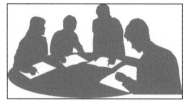

④ 集計結果の取りまとめ、分析を実施

図 3　PX サーベイの運用方法

い、集計結果の取りまとめや分析などを実施している。当院における PX サーベイは、上記運用によりある一定期間だけ実施するのではなく、継続して行っているという大きな特徴がある（図 3）。

PX サーベイの分析結果と改善内容

当院の PX サーベイは、2022 年 4 月までは PX 研究会にて開発された「日本版 PX サーベイ入院編」に当院独自の質問 3 つを追加した評価を実施していた。最初の分析は 2019 年 6 月に手術予定の入院患者から 2020 年 10 月までのサーベイ結果 1,973 件について、選択肢の中から否定的な回答を選択した割合が多い質問項目上位 10 を抽出して行った（図 4）。分析結果から検討した内容や改善内容は以下の通りである。

質問項目 53「あなたは病院や職員に対する意見（苦情、提案、称賛など）を伝える方法を知っていましたか？」については「いいえ」の回答が 22.2％と高かったため、意見の投稿ができる「ご意見箱」があることを院内に掲示する対応を行った。

2020年10月までの結果		
質問項目_39	31.1%	質問項目39：他施設に移った後のあなたの治療方針は、あらかじめ決まっていましたか？ 1：はい、非常にそう思う、2：はい、ややそう思う、3：いいえ、4：しらない・言えない、5：他の施設には移らなかった
質問項目_53	22.2%	質問項目53：あなたは病院や職員に対する意見（苦情、提案、称賛など）を伝える方法を知っていましたか？ 1：はい、2：いいえ、3：よくわからない・しらない
質問項目_2	21.3%	質問項目2：紹介元の医師は、あなたの健康状態や疾患等の診療情報を、適切に紹介先医師に提供したと思いますか？ 1：非常にそう思う、2：ややそう思う、3：いいえ、4：しらない・覚えていない
質問項目_4	20.5%	質問項目4：夜間他の患者による騒音はありましたか？ 1：はい、2：いいえ
質問項目_42	19.7%	質問項目42：職員は、服用する薬の副作用を伝えましたか？ 1：はい、非常にそう思う、2：はい、ややそう思う、3：いいえ、4：説明は必要なかった、5：薬は処方されていない
質問項目_独自1	17.0%	質問項目独自1：入院前の外来での診察待ち時間はいかがでしたか？ 1：適切な待ち時間であった、2：待ち時間は長かったが苦痛ではなかった、3：待ち時間が長く苦痛であった
質問項目_47	15.1%	質問項目47：医師や看護師はご家族やご友人にあなたのケアに必要な情報を全て伝えましたか？ 1：はい、非常にそう思う、2：はい、ややそう思う、3：いいえ、4：家族や友人は関わっていない、5：家族や友人は情報を求めていなかった
質問項目_46	14.1%	質問項目46：職員は、ご家族などの状況をみて退院（転院）時期を考慮しましたか？ 1：はい、非常にそう思う、2：はい、ややそう思う、3：いいえ、4：必要ではなかった、5：しらない・覚えていない
質問項目_50	13.3%	質問項目50：職員はあなたの退院後、継続して必要な医療・介護・福祉等のサービスを話しましたか？ 1：はい、2：いいえ、でも話したかった、3：いいえ、話す必要がなかった
質問項目_48	12.9%	質問項目48：職員はあなたの退院（転院）後、健康状態や治療に不安が生じた際の連絡先を伝えましたか？ 1：はい、2：いいえ、3：しらない・覚えていない

図4　PXサーベイの分析結果1

　質問項目4「夜間他の患者による騒音はありましたか？」については、20.5％の方が「はい」と回答した。これを受け、入院の説明をするときに、大部屋の場合は他の患者の騒音による影響があることを説明して耳栓などを用意することを勧め、入院時に苦情などがあった場合はノイズマスキン

PX・実践編

【入院経験に関する質問項目】

2020年10月までの結果 (1,973件)			2022年4月までの結果 (4,305件)		
質問54回答結果	0〜5	6〜10	質問54回答結果	0〜5	6〜10
人数(人)	183	1,790	人数(人)	350	3,955
割合(%)	9.3	90.7	割合(%)	8.1	91.9

> 質問項目54：あなたの入院経験はいかがでしたか？
> 0：とても悪い経験だった〜10：とてもよい経験だった

【否定的な回答の割合上位10】

2020年10月までの結果		2022年4月までの結果	
質問項目_39	31.1%	質問項目_39	29.0% ↗
質問項目_53	22.2%	質問項目_2	22.7% ↗
質問項目_2	21.3%	質問項目_53	21.3%
質問項目_4	20.5%	質問項目_4	19.7% ↘
質問項目_42	19.7%	質問項目_47	18.2% ↗
質問項目_独自1	17.0%	質問項目_42	16.2% ↘
質問項目_47	15.1%	質問項目_独自1	15.7% ↘
質問項目_46	14.1%	質問項目_46	13.0% ↘
質問項目_50	13.3%	質問項目_48	12.8% ↘
質問項目_48	12.9%	質問項目_50	12.3% ↘

> 質問項目2：紹介元の医師は、あなたの健康状態や疾患等の診療情報を、適切に紹介先医師に提供したと思いますか？
> 1：非常にそう思う、2：ややそう思う、3：いいえ、4：しらない・覚えていない

> 質問項目47：医師や看護師はご家族やご友人にあなたのケアに必要な情報を全て伝えましたか？
> 1：はい、非常にそう思う、2：はい、ややそう思う、3：いいえ、4：家族や友人は関わっていない、5：家族や友人は情報を求めていなかった

図5　PXサーベイの分析結果2
質問項目2と質問項目47のみ否定的な回答の割合が増加していた。2020年10月までの結果で改善対応を実施した質問項目53と質問項目4は数値が改善していた。

グのイヤホンを活用（貸し出し）する対応を行った。

　上記で取り組んだ効果などを検証するため、2020年10月までのサーベイ結果1,973件と2022年4月までのサーベイ結果4,305件について比較分析を行った（図5）。

　当院における入院の経験価値を10段階で最終評価する質問項目54「あなたの入院経験はいかがでしたか？」については、2022年4月までのサーベイでは「6」以上を回答した割合が2020年10月と比較して1.2％増加していた。特に「9」、「10」と回答した割合が増加していることがわかった。

　次に否定的な回答を選択した割合が多い質問項目上位10について確認

【月別】

年月	3の割合	年月	3の割合	年月	3の割合
2019年5月	10.5%	5月	17.6%	5月	16.7%
6月	15.3%	6月	16.7%	6月	24.6%
7月	9.0%	7月	26.0%	7月	22.6%
8月	13.6%	8月	19.4%	8月	21.3%
9月	8.9%	9月	23.2%	9月	18.2%
10月	11.5%	10月	24.7%	10月	23.9%
11月	16.1%	11月	26.8%	11月	15.3%
12月	12.9%	12月	15.9%	12月	18.8%
2020年1月	10.5%	2021年1月	26.9%	2022年1月	25.8%
2月	14.7%	2月	24.6%	2月	21.2%
3月	16.4%	3月	22.1%	3月	20.9%
4月	16.7%	4月	14.3%	4月	28.0%

図6　PXサーベイの分析結果（質問項目47：月別）

2020年7月より新型コロナウイルス感染症対策として患者以外の病棟立ち入りを禁止（面会禁止）したことが影響し、家族などに必要な説明がされていないと思われていると判断。

を行った。否定的な回答の割合上位10は、順位の入れ替えはあるが質問項目は前回2020年10月までとすべて同じであった。しかし、2020年10月の結果から改善対応を実施した質問項目53と質問項目4についてはPXが1％近く改善していたことがわかった。また今回、否定的な回答の割合が増加した質問項目について分析を行った。質問項目2は当院に紹介をしてくれる医療機関に関する内容となるので除外し、当院で改善の取り組みが可能な質問項目47について詳しくみた。

　質問項目47「医師や看護師はご家族やご友人にあなたのケアに必要な情報を全て伝えましたか？」に対し「いいえ」と回答した方の割合について、月別と年齢別で分析を行った。まず、月別では2020年7月以降より新型コロナウイルス感染症対策として患者以外の方は病棟への立ち入りを禁止にしたことが影響し、「いいえ」の回答が増加していると考えられた（図6）。また、年齢別では60歳以上の患者に否定的な回答をしている割合が高い

【年齢別】

年齢	1	2	3	4	5	総計	3の割合	1の割合
0-9	0	0	0	1	0	1	0.0%	0.0%
10-19	177	28	3	14	8	230	1.4%	85.1%
20-29	161	57	12	129	20	379	5.2%	70.0%
30-39	149	44	21	202	28	444	9.8%	69.6%
40-49	193	73	38	299	55	658	12.5%	63.5%
50-59	161	91	64	324	76	716	20.3%	50.9%
60-69	178	140	118	307	81	824	27.1%	40.8%
70-79	232	161	140	220	87	840	26.3%	43.5%
80-89	59	61	42	38	11	211	25.9%	36.4%
90-100	1	1	0	0	0	2	0.0%	50.0%

図 7 PX サーベイの分析結果（質問項目 47：年齢別）
特に 60 歳以上の高齢の患者において「3」を回答する割合が多かった。高齢の患者に対しては、家族などへの説明が必要な場合は外来にて対応可能であることをきちんと説明するように取り組むこととした。

ことがわかった（図7）。この結果を受けて、病棟責任者と話し合い、高齢患者に対しては、家族などへ治療や検査等の説明が必要な場合は、病棟ではなく外来の受付スペースなどにて対応ができることをわかりやすく丁寧に説明していくことにした。

　2022 年 5 月からは、米国 AHRQ、CMS が開発した病院の入院患者を対象とした汎用的な PX 尺度である HCAHPS を、PX 研究会の世話人をしている青木拓也氏（東京慈恵会医科大学総合医科学研究センター臨床疫学研究部）が日本語版として開発したものを利用してサーベイを実施している。

　2022 年 5 月から 2023 年 4 月までのサーベイ結果 1,480 件について分析を行った（図8）。HCAHPS の評価領域である「看護師とのコミュニケーション」、「医師とのコミュニケーション」、「病院職員の対応」、「病院の環

第4章
PX サーベイから
PDCA を回す

事例2

| 有効回答数 | 1480 | 総合評価 | 81.1 | 推奨度 | 60.4 |

カテゴリ	該当設問	スコア 今回	総合評価との相関関係※	カテゴリ	該当設問	スコア 今回	総合評価との相関関係※
①看護師とのコミュニケーション	1,2,3	84.5	0.52	④病院の環境	8,9	72.8	0.33
②医師とのコミュニケーション	5,6,7	83.0	0.43	⑤薬剤に関するコミュニケーション	19,20	71.7	0.38
③病院職員の対応	4,14	88.7	0.27	⑥退院時の情報提供	22,23	93.7	0.15

※総合評価との相関関係
0.4以上：正の相関あり
0.7以上：強い相関あり

【カテゴリスコア】

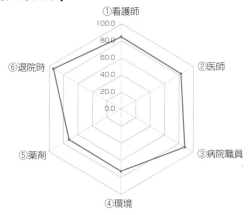

【優先度分析図】

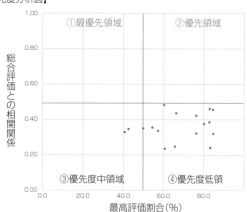

図 8 　PX サーベイの分析結果

境」、「薬剤に関するコミュニケーション」、「退院時の情報提供」、「病院の総合的評価」、「病院の推奨度」、すべての評価領域において、当院は比較的高いスコアであることがわかった。また当院に入院した際の満足度に直結する「病院の総合的評価」は「看護師とのコミュニケーション」が最も高い相関関係にある評価領域だとわかった。

　次に設問ごとの最高評価割合と「病院の総合的評価」との相関関係を示す分布図を作成し、今後優先的に取り組む課題について分析を行った。分析結果から分布図の「最優先領域」、「優先領域」に該当する設問はなかったが、最高評価割合が他の設問より低く、「病院の総合的評価」との相関関係に正の相関（0.4以上）があった設問として、入院前から退院までの手続きに関するものが該当することがわかった。こちらについては看護部責任者と情報共有し、改善策を検討中である。

今後の取り組み

　現在当院と同じような治療を提供している関連病院の岩井整形外科病院でもHCAHPSによるサーベイを開始している。今後は両院のサーベイ結果の比較分析を行い、それぞれの病院の院長および看護部責任者と分析結果を共有し、改善に取り組んでいくことを検討している。

（古川幸治）

第4章　PXサーベイからPDCAを回す

事例2

PX の推進役「PXE」とは？

　PX 研究会では PX の普及啓蒙のために、2019 年より PX を学び実践するための PXE（Patient eXperience Expert）養成講座（オンライン）を開講している。全 5 回の講義、実習により PX の可視化、改善、構造化の過程を学ぶことができるように構成されている。全課程を修了し、認定試験合格などの要件を満たした修了者には認定「PXE」資格が付与される。患者視点の医療サービス提供を実現したい人であれば誰でも受験可能であり、医療現場や職場で PX を向上させる旗振り役、講演会などで PX を広める演者となれる人材として期待される。

　PXE 取得者からは、①患者視点で客観的に所属組織を見つめ、PX や患者満足度を向上させるための課題と対応策を見いだすことができる、②同じ課題意識をもった仲間とネットワークができ、お互いの事例から学び合うことができる、がメリットとして挙げられている。

　講座の内容は下記の通りである。

第 1 回　PX・CX 概論
　PX とは何か、PX の背景や歴史、CX（Customer eXperience）を学ぶ。
第 2 回　PX と PS を理解する
　PX と PS（Patient Satisfaction）の相違点や PX 分析手法を紹介する。
第 3 回　PX サーベイの実践
　国内で PX を導入している病院の事例を複数紹介する。
第 4 回　PXM® を行う
　PX の向上施策を検討し、ジャーニーマップの作成を行う。
第 5 回　患者視点のコミュニケーションを行う
　患者の物語（ナラティブ）を引き出すためのコミュニケーションを学ぶ。

　4 年間で 142 人の PXE が誕生している。職業別内訳は医師 23 人、看護師 33 人、医療職 26 人、歯科医師 6 人、病院事務職 10 人、管理栄養士などその他 19 人、企業人 25 人である。（PX 研究会 HP より）

（安藤　潔）

事例1 特定医療法人社団 勝木会 やわたメディカルセンター

【施設概要】

当院は石川県南部の小松市に所在し、小松市、加賀市、能美市、川北町からなる人口約23万人の南加賀医療圏にある3つの200床以上の病院の1つである。2001年の開院以来、地域に根差し必要とされる、選ばれる病院を目指している。

基本理念を「あなたの健康が私たちの願いです」とし、急性期一般病棟、地域包括ケア病棟、回復期リハビリテーション病棟を有する。病床数は208床、診療科は22科。1日当たりの入院患者数は192.9人、外来患者数は395.4人。急性期病棟の平均在院日数は11.5日、病棟稼働率80.1%、職員数は617人（2020年4月1日現在）。

勝木グループの中核施設であり、診療機能のみならず、健診事業、二次・三次予防リハビリテーション、通所・訪問による介護事業を展開している。隣接する健康増進施設と連携した、急性期から生活期に至るまで切れ目のない医療・介護サービスを提供する事業複合体である。

【PX導入による成果】

・PXを導入しPX改善に取り組むためPX推進室を設置した。専任職員を配置し、組織的活動が開始できた。
・患者が当院で治療や看護を受ける各場面での改善点や具体的課題が明らかになった。

PX導入の背景

当院は、2018年から日本医療機能評価機構による患者満足度（PS）調査を実施してきた。ベンチマークや前年度比較の結果が担当者より発表さ

れ、部署ごとに改善策を検討し実践していた。しかし、PSの設問は満足感、主観による評価であるため、具体的な改善点がみえず、「努力し、頑張りましょう」が各部署の解決策とならざるを得なかった。

当院の看護部長だった私は、患者からの貴重な意見を活かすことができない現状に満足していなかった。何とかして現状を変えたいと思っていたところ、2021年に同じ二次医療圏にある小松市民病院の新多 寿病院長（PXE2期生）の講演「PXって？〜一緒に勉強してみませんか？〜」を拝聴し衝撃を受けた。"ここに問題解決のヒントがある"と直感した私は、すぐにPXE養成講座（3期生）を受講した。第1回の受講日に、私は受講者名の中に当院の勝木達夫院長の名前を見つけることになる。院長と看護部長がPXEとなったことで、当院のPX改善活動の基盤が整った。

導入までのステップ：院長宣言

2021年12月27日、PXE認定後すぐ、院長は職員に向けて「PXに取り組む」と宣言し、理由として、①PXを医療の質向上、プロセスを評価する指標として活用する、②PX、PSを向上する、③クレームを減少する、④医療経営指標を向上する、⑤職員満足度を向上する、の5つを挙げた。

2022年4月1日には、院長の強いリーダーシップで、病院組織に新たな部署「PX推進室」を立ち上げ、私はその専任職員として配置されることになった（図1）。PXを推進する部署の設置は、海外では当たり前のようになっているが、日本では初となる。

PX推進室は、組織内では医療安全対策室などと同様に院長直下で、組織横断的に活動可能な部署と位置づけられている。専任職員は私一人であり、活動するための組織の構築が課題となった（図2）。

PXM®（可視化・PX改善・構造改革）

PX研究会で提唱しているPXM®のフレームワークに準じて、PX推進室の活動を整理する（図3）。

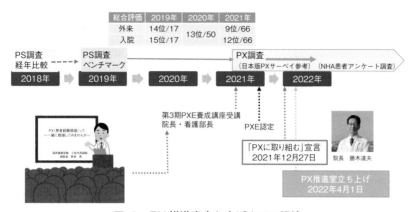

図 1　PX 推進室立ち上げまでの経緯

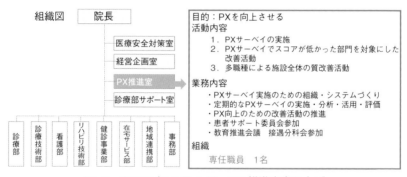

図 2　2022 年 4 月 1 日　PX 推進室立ち上げ

1．可視化

1）PX サーベイの実施

　PX を測るものとして、2021 年に初めて、従来から用いていた PS 調査の質問項目に、PX 研究会が提供する「日本版 PX サーベイ」から 5 問を追加したアンケートを実施した。2022 年には PX サーベイを行うために先行施設から情報を得て、日本ホスピタルアライアンス（NHA）による PX アンケートに初めて参加した。NHA では、PX 研究会の協力を得て、希望する加盟病院が行うアンケートを支援している。アンケート集計、過去の結果との比較、同規模病院との比較とともに、PX 研究会による統計分析コ

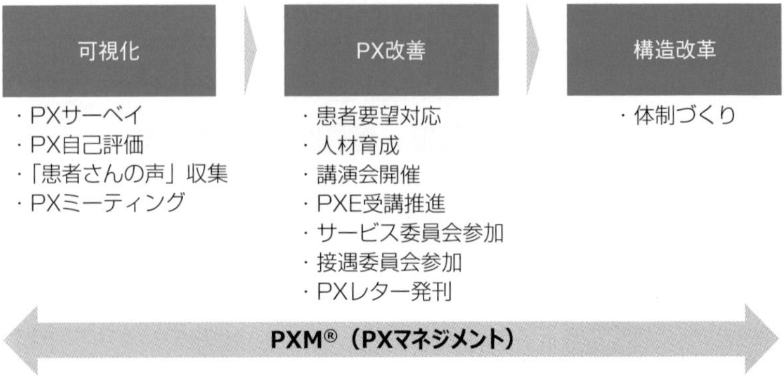

図3 **PX 推進室の活動：PXM® による整理**

within the figure:

可視化	PX改善	構造改革
・PXサーベイ ・PX自己評価 ・「患者さんの声」収集 ・PXミーティング	・患者要望対応 ・人材育成 ・講演会開催 ・PXE受講推進 ・サービス委員会参加 ・接遇委員会参加 ・PXレター発刊	・体制づくり

PXM® （PXマネジメント）

(参考：PX研究会　曽我香織氏　講義資料)

メント（エグゼクティブ・サマリー）が寄せられ、課題が特定されることで改善活動につなげやすいと判断した。当院の PS 調査では以前より、患者サポート委員会が患者への説明から用紙の配布、回収までをすべて実施していたため、今回もその手順は変えずに PX サーベイを実施した。2023年2月、PXアンケートの結果が判明した。特に患者とスタッフとのコミュニケーションのカテゴリに低い項目があり、改善に取り組まなければならないと気づかされた。

2）PX を自己評価

職員に PX アンケートではどのように PX を調査・評価するのかを知ってもらうために、日本版 PX サーベイを一部改変したものを用いて自己評価してもらった。平均回答率37.8％だったものの、事務職員は74.0％と高い結果となった。2021年度に PS と PX 調査を初めて同時に実施した際に中心となって推進していた事務職員の関心の高さが現れたと思われる。今後、自己評価と日本版 PX サーベイとの結果の比較も可能と考えている。

3）PX ミーティング

PXE 認定者および PXE 受講生による PX ミーティングを月1回30分程度実施している。PXE 養成講座の復習と情報交換、情報の共有が主な目的である。PX をいかに高めていくか、自分たちの病院をどのようにブランディングしたいかをざっくばらんに語り合う機会となっている。さらに各

部門に戻って PX について語ることにもなり、PX が徐々に組織の共通言語になる草の根運動につながったようだ。また、メンバーからの希望があり、全員でペイシェントジャーニーマップを作成した。患者視点で医療サービスをみるだけでなく、各職種がどのように患者にかかわっているか知る機会となるなど、気づきと発見のある経験だった。

2．PX 改善

1）講演会の開催

　2021 年度は「PX（患者経験価値）を大事にする取り組み」をテーマに京都市立病院の半場江利子副院長に、2022 年度は「PX サーベイ導入から 8 年を経て」と題して国立病院機構九州医療センターメディカルコーディネートセンターの西本祐子副センター長に講演をお願いした。講演会では PX の院内周知の効果とともに、PX 導入事例として先行する病院の取り組みをうかがい、PX 改善の活動がイメージしやすくなった。

　西本副センター長の講演後にとったアンケートでは、PX の理解が「非常に深まった」44.7％、「まあ深まった」50.0％、PX 改善に取り組む意義は「よくわかった」50.0％、「まあわかった」47.4％、講義の内容は実践に活かせそうかどうかは「活かせそうである」65.8％と、いずれも高評価だった。また、講演の前から PX を知っていたかについては「よく知っていた」15.8％、「まあ知っていた」が 55.3％であり、予想以上に職員が PX を認知していると感じている（図４）。

2）人材育成と PXE 養成講座受講推進

　PX による医療の質改善活動を組織文化として醸成していくには、人材育成が最も重要である。PXE 養成講座受講は短時間で PX の系統的な学びができる点で効果的といえる。また、先述の PX ミーティングは、受講生が学習過程を通じて自身の組織に対するエンゲージメントを再確認する貴重な機会になっていると感じた。管理職は当然のこと、組織横断的に活躍できる能力をもつ人材、あるいは今後が期待できる人材も含め受講生を選出していくことが今後の活動には必要である。当院では 2021 年に 2 人、2022 年に 4 人、2023 年に 7 人（受講予定）と徐々に受講生が増加している。

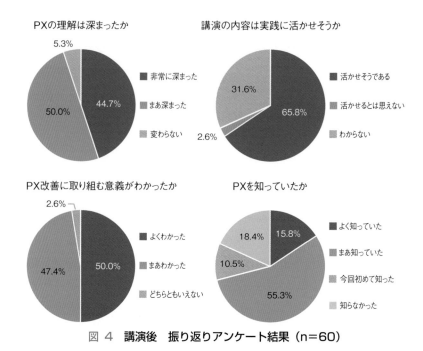

図 4　講演後　振り返りアンケート結果（n＝60）

　また、職員全員への教育として、2023年度はPXミーティング参加者だけでなく職員全員にペイシェントジャーニーマップ研修を計画することにした。PXE受講中に作成したジャーニーマップをそのまま活かし、PXEがオブザーバーの役割を担う。

3）PX レター発刊

　PXの周知とともにPXに関する情報提供を目的に、不定期だがこれまで院内LANによる「PXレター」を発行している。第2回の発行後に、職員の認知度について評価したところ、PXレターを「知っている」24.2％、「読んだことがある」24.4％、「知らない」34.1％、「今後読みたい」17.1％の結果だった。もっと興味をもって読んでもらえるよう工夫が必要だろう。

3．構造改革

体制の構築：PX 推進室

　今後、TQM（Total Quality Management）推進委員会（仮称）のもと、

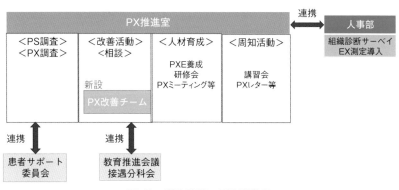

図 5 構造改革：PX 推進室

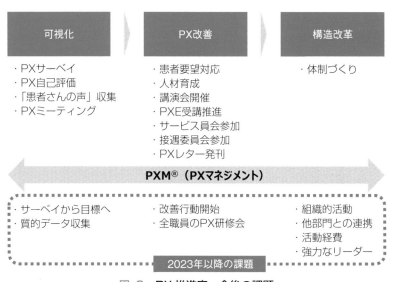

図 6 PX 推進室、今後の課題

PX 推進室、医療安全対策室、感染制御室、QI（Quality Indicator）向上検討会が各部門で PX に取り組む体制づくりを目指している。しかし、早急に組織内で調整し、新たな組織を再構築することは困難を伴う。組織再編を待たず、PX 推進室の活動を活発にするとともに、PX に関連する業務が組織内で認知されるように組織規定を整えた。年度末だったが、組織規定

は病院運営会議に諮られ、認められた。これにより PX 推進室の活動のための組織、人材、資金を獲得することができた（図5）。

今後のビジョン

　当院の PX 推進は以下の3点にまとめられる。この活動を通して、PX 向上は院長の強いリーダーシップが何よりも重要だと実感している。
・PX サーベイは PS では得られない客観的データが得られ、具体的な改善活動につなげやすい
・PX 推進室は PX の可視化、改善とともに PX による患者中心の医療構築のための中心的役割を担っている
・PX による質改善活動を定着するためには人材育成が最も重要であり、PXE 認定者の増員は効果的である
　PX 推進室活動のための第一段階となる環境を整えることができた。今後は PX 推進室を中心に、改善活動に取り組むためのチャレンジが始まる。PXM®を実現するための今後の課題はさまざまである（図6）。
　多職種・多部門による連携、協働体制の構築は、至急取り掛からなければならない。そのためには、特にチーム医療の中心である医師の参加を実現させたいと思っている。2023 年度は、クリニカルパス委員会の委員長の PXE 養成講座受講を予定している。また、当院だけの取り組みでは限界があることから、同じ目的をもつ他施設間と情報共有することで当院の新たな課題に気づき、課題解決のためのヒントを得る機会をもつことは有効と考える。そのような病病連携を模索しているところである。
　組織の中に新たな価値観を醸成し、PX が組織文化となるよう発信していくという、PX 推進室としての役割を担っていきたい。

（安田　忍）

事例2　国民健康保険 小松市民病院

【施設概要】

1950 年 11 月　石川県厚生連農業協同組合から譲渡を受けて市立小松病院が設立

1989 年 4 月　新築移転して名称を国民健康保険 小松市民病院に改称

石川県南加賀医療圏（小松市、加賀市、能美市、川北町）人口約 22 万人の中核医療機関。

主な指定：地域医療支援病院、救急告示医療機関、災害拠点病院、地域がん診療連携拠点病院、第二種感染症指定医療機関など

診 療 科：28 科

病 床 数：340 床〔一般 300 床、結核 10 床、感染症 4 床、精神 26 床（休床）〕

施設基準：急性期一般入院料 1（7 対 1）

職 員 数：570 人

病院理念：「共に歩む」

【PX 導入による成果】

・PX の発信（PX letter 発刊と Instagram 開始）
・「ありがとう BOX」設置
・オンライン面会のシステム構築と運用

背景と課題

　2020 年 2 月、新型コロナウイルス感染症が蔓延しはじめ、安全性を優先し、患者、家族、医療従事者にさまざまな制限が強いられた。患者は、面会制限やマスク着用の義務化、院内での行動制限など、入院によって受ける制限がさらに増大し、ストレスレベルが高まり、患者中心の医療とは言い難い現状であった。それは、医療従事者も同様であり、終わりの見えない緊急事態下において、多くの病院組織が疲弊し、離職者の増加が社会問題となった。

このような状況だからこそ、トップが混沌とした医療現場から脱却し、医療の質の指標であるPXを高め、ひいてはEX向上につなげるイノベーターになる必要がある。

緊急事態下でPXに挑む

当院の理念は「共に歩む」、ビジョンは「共に歩み、愛され働きがいのある小松市民病院へ」、ミッションは「地域住民の健康を守る安心・安全な社会作りに貢献する」である。スタッフもしくは職員一人ひとりが強い使命感をもち、その道のプロフェッショナルとして活躍している。一人では達成できない大きなミッションは、多職種がチームとして力を合わせ、最大のパフォーマンスを発揮できるよう取り組む組織風土がある。緊急事態下においても、病院全体がワンチームとなり、一丸となってさまざまな困難を乗り越えてきた。

そこで、このような組織の強みを活かし、PXE1期生（2019年）である病院長が緊急事態下でイノベーターとなり、PX向上に挑むこととなった。

取り組みの内容

変革にはコッターの「変革の8段階のプロセス」[1)] を活用した。

STEP 1：危機意識を高める（2022年4月）
・病院長が管理者会議（病院における最高意思決定会議）においてPX向上推進ワーキンググループ（以下、WG）立ち上げについて方針を提示
・2021年度PXサーベイ結果報告を共有
・立ち上げの原案は、病院長とPXE3期生（2021年）である看護部長とで策定
・院内職員には、「病院長キックオフ会」を開催し、病院長がPX向上推進を表明

STEP 2：変革推進チームをつくる
・各部署長に、メンバーの推薦を依頼
・管理者会議において、多職種から構成されるWGプロジェクトメンバー

（リーダーは医師）を承認

・看護部は WG 活動を支援し、周知徹底を図るため PX 推進リンクナース会（以下、リンクナース会）を編成

STEP 3：適切なビジョンをつくる

・PXE 2 人（病院長・看護部長）とリーダー（医師）が共に今後の取り組みについて検討

・WG 会開催に向けて具体的な内容を検討

・第 1 回 WG 会を開催し、取り組みのテーマやグループ編成、年度の計画を説明

・院内職員、WG メンバーが PX を理解するため PX キックオフ会開催を決定

STEP 4：変革のビジョンを周知徹底する（2022 年 5 月）

・PX 研究会代表理事を外部講師とした PX キックオフ会「LET'S PX スペシャル講演会」を開催

・院内職員および WG メンバー、リンクナース会の意識が高まる

STEP 5：自発的な行動を促す（2022 年 6 月〜）

・WG の 3 チームが具体的な取り組みを計画

・WG メンバーおよびリンクナース会の定期的な開催

・計画の進捗状況の確認や活動の支援

STEP 6：短期的な成果を生む

・PX の発信（PX letter 発刊と Instagram 開始）

・ありがとう BOX 設置

STEP 7：さらに変革を進める

・患者中心性を意識したホームページの見直しと予算獲得

・オンライン面会のシステム構築と運用開始

・PXE 認定者増加：4 期生（2022 年）4 人

STEP 8：変革を根づかせる（2023 年 4 月〜）

・2023 年度 WG、リンクナース会の継続とメンバーの再編

・WG、リンクナース会メンバーの PXE 取得を支援

・地域での PX 向上の連携・発信

1. WG の取り組みテーマやグループ編成、年度の計画立案

　WG 立ち上げの原案は、職員が PX とは何かを理解していないなかで進めなければならなかったことから、まず PXE である病院長と看護部長が策定した。その後、WG リーダーである医師と原案を参照しながら内容を検討した。しかし、リーダーからは「PX が何かを理解されていないなかで、何を進めてよいかわからない」との声が聞かれ、PXE である 2 人が支援しながら進めていくことを確認した。

　3 つのチームを基本として、多職種をバランスよく配置し、PX 向上への具体的な取り組み案を提示した（図 1）。

2. 第 1 回 WG 会開催

　リーダーが以下の内容を説明し進行役を担った。

1）リーダー挨拶

・メンバー紹介

・PX について

2）2021 年度 PX サーベイの結果報告

3）今後の方針

・チーム分け（広報、療養環境、患者サービス）

・スケジュール作成

・グループでの取り組みについて

　第 1 回 WG 会では、リーダー同様、メンバーから「1 回では PX のことがわからない」、「どんなふうに進めていいのかわからない」との意見が聞かれ、取り組みの具体案を検討するまでに至らなかった。しかしながら、日本ホスピタルアライアンスが加盟病院に提供する PX サーベイの 2021 年度報告によると、PX スコアランキングにおいて当院は 70 病院中 66 位であったことを告げると、「ショック!! もっといい順位だと思っていた」と WG メンバー内で危機意識を共有することになった。PXE からは、「みんな、今がどん底なら伸びしろがある！ 何か一つでも経験価値が向上したら順位が上がるよ」と鼓舞し、WG メンバーも「PX はよくわかっていない

患者経験価値（PX）向上推進ワーキンググループ　組織図・担当内容		
A 広報チーム	**B 療養環境向上チーム　※1**	**C サービス向上チーム　※1**
・医師：●●（リーダー） ・医師： ・看護部： ・看護部： ・薬剤科： ・事務：	・医師： ・看護部： ・看護部： ・検査技師： ・リハビリテーション科： ・栄養科： ・事務：	・医師： ・看護部： ・看護部： ・放射線科： ・薬剤科： ・事務：

担当内容

・プロジェクト全体の患者・院内・院外の情報発信（HP・PX通信など） ・PXEや患者満足度調査・意見箱結果に基づく患者サービスの分析と検討 ・各部署のサービス向上活動の支援と評価（事例発表会・表彰など） ・当院のHP見直し ・キックオフ会開催	・快適で安心できる患者療養環境の提供にかかわるもの ・体感待ち時間の短縮 ・療養環境（音・掲示物・アートなど） ・クリスマス・七夕・ハロウィンなどの飾り付け ・食事の工夫・充実 ・レディース病棟 ・リモート面会サービス充実	・職員の患者サービス意識の向上のための教育（質、接遇、モラル） ・説明の見直し・充実（同意書・入院のしおり・各種パンフレット・掲示物など） ・正面玄関病院内デジタルサイネージ

各部署のPX向上への取り組みは、リーダーを決めてPX向上計画を立案し行動する 看護部はリンクナース会を組織し、プロジェクトの活動および自部署のPX向上への取り組みを実践していく

スケジュール（案）

	日程	プロジェクト	各部署
第1回	4月	プロジェクトの主旨共有 プロジェクトの進め方協議 次回までに各チームの取り組み案提出 キックオフ会開催	キックオフ会参加
第2回	5月	取り組み事項の決定および役割分担	各部署のサービス向上活動計画提出
第3回	6月	取り組み状況報告および見直し	活動実践
第4回	7月	取り組み状況報告および見直し	
第5回	8月	取り組み状況報告および見直し	
第6回	9月	中間評価	中間評価
第7回	10月	PXE実施・取り組み状況報告および見直し	活動実践
第8回	11月	取り組み状況報告および見直し	
第9回	12月	取り組み状況報告および見直し	
第10回	1月	取り組み状況報告および見直し	
第11回	2月	取り組み状況報告および見直し	
第12回	3月	最終評価 活動報告会開催・表彰	活動報告会

図 1　PX 向上推進ワーキンググループ　組織図・活動内容

けど何とかしないと」、「PX のことを学びたい・知りたい」といった前向きな姿勢に変わった。そこで、院内職員、WG メンバーが PX を理解するため PX キックオフ会を開催し、PX を理解したうえで取り組みを具体化し、進めていくことにした。

3. PX キックオフ会「LET'S PX スペシャル講演会」を開催

　WG メンバーとリンクナース会が企画・運営し、病院職員を対象とした PX キックオフ会「LET'S PX スペシャル講演会」を開催した。PX 研究会の曽我香織代表理事を外部講師にお迎えし、ハイブリッド形式で開催した。会場参加は 88 人、Web アクセス 95 人とコロナ禍にもかかわらず盛況であった（図 2）。講演後は、講師と WG メンバーを囲んで、PX に関するさまざまな思いを共有した。参加した職員の感想は、「職員のやりがいにつながる」、「医療の意識改革になる」、「とても興味のもてた研修」など、PX キックオフ会を通じて、院内職員および WG メンバーの PX 向上への意識が高まるきっかけとなった（図 3）。

4. 各グループの具体的な取り組み

　PX キックオフ会後、取り組みへのモチベーションが高まり、WG の 3 チームが具体的な取り組みを計画した。WG 会を月 1 回開催し、計画の進捗状況の確認や活動の支援を調整するなど着実に成果につなげていった。

1）広報チーム

・Instagram 開始（図 4）
・患者中心性を意識したホームページづくりの提案と 2023 年度更新に向けた予算獲得
・2022 年度 PX サーベイの実施

2）療養環境チーム

・「ありがとう BOX」の企画・運営
・PX letter 発刊

　患者・家族・職員から「PX の高いことに対してありがとうが届けられるのでないか」との発想から、ありがとうの気持ちを投函できる BOX（「ありがとう BOX」）を設置。ありがとうの内容から、患者・家族・職員のニー

| 準備期 | 当日 | 講演後 |

・病院長から曽我香織氏に交渉
・曽我氏との調整は事務が担当
　　日程調整
　　交通手段など
・講演会の広報
　　ポスター作製
　　院内掲示
　　院内メール
・参加人数の把握
・アンケート作成
　（QRコード）

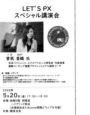

・広報チームの役割分担・進行表に
　沿って準備・進行

＜講演内容＞
1. 医療機関における私の経験
2. エクスペリエンスを考えてみよう
3. PXとは?
4. 海外病院の事例
5. 研究会の七転び八起き
6. 皆さんの出番です

＊講演後
メンバーと曽我氏を囲んで座談会
　→活発な意見交換

・アンケートの
　QRコード配信
・見逃し配信
・アンケート集計とまとめ
・アンケート結果を
　院内メールに配信

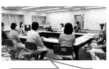

・みんながPX向上に
　向かうにはどうするか
・日常の風景をPXとして
　意識し、可視化しなければ

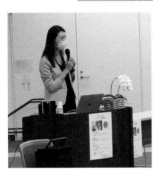

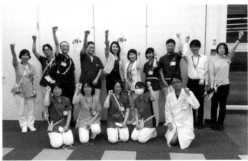

図 2　PX向上推進キックオフ会：LET'S PXスペシャル講演会

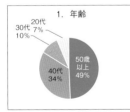

1. 年齢
20代 7%
30代 10%
40代 34%
50歳以上 49%

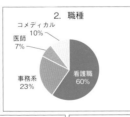

2. 職種
コメディカル 10%
医師 7%
事務系 23%
看護職 60%

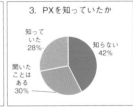

3. PXを知っていたか
知っていた 28%
知らない 42%
聞いたことはある 30%

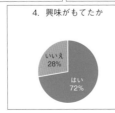

4. 興味がもてたか
いいえ 28%
はい 72%

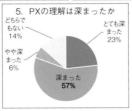

5. PXの理解は深まったか
どちらでもない 14%
とても深まった 23%
やや深まった 6%
深まった 57%

図 3　LET'S PXスペシャル講演会：アンケート結果（n＝154）

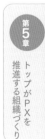

第5章　トップがPXを推進する組織づくり

事例2

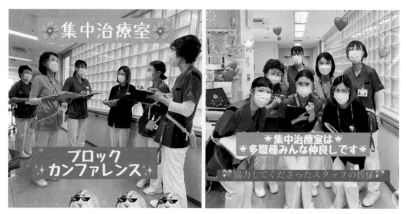

図4　Instagram にアップした写真

ズを把握し、当院の PX が高い点を強みにして強化していくことにした。

　設置場所：院内 15 カ所に設置

　運用：BOX への投書は月 1 回、回収し、ありがとうの内容を「PX letter」（図5）として院内に掲示し、PX の高さを発信している。これにより、お互い「ありがとう」を言い合える組織風土の醸成、職員が当院の PX の高いところを意識し、モチベーションアップにつながることを期待する。

3）患者サービス向上チーム

・オンライン面会のシステム構築と運用

　ホームページ上にオンライン面会用のフォームを作成し、面会申し込みがいつでもどこでも可能となった。

4）リンクナース会

・PX サーベイに協力し回答数増加に貢献

・「ありがとう BOX」の企画と運営に参画

・オンライン面会のシステムの周知と運用の支援

取り組みの効果

・2023 年度 PX サーベイ

　有効回答数：202 人（前年度比 57 人増）

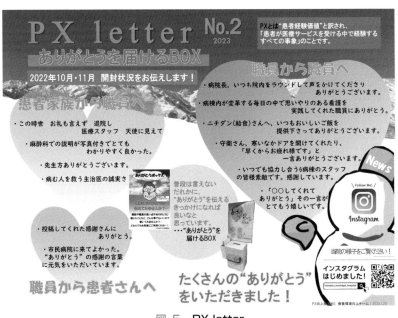

図 5　**PX letter**

PX スコア：46.53（昨年度比 3.81％増）

PX スコアランキング：77 病院中 61 位（昨年度 70 病院中 66 位）

　医師・看護師のコミュニケーション、病院職員の対応が昨年度に比べて上昇（図 6）。病院の総合評価、病院の推奨度が昨年度に比べて上昇。退院時の情報提供が昨年度に比べて低下。

・PXE 取得支援：4 期生（2022 年）4 人

・2023 年度正規看護職員離職率（定年退職者含む）：4.4％（2022 年度 7.5％）

今後の展望

　今後は、PX 向上をさらに推進するために職員の PXE 取得を支援し、WG のチーム力の強化を図りたい。また、地域で PX の向上に取り組む病院と連携を行い、地域全体の医療の質向上に貢献する病院でありたいと願っている。

　最後に、トップが PX を推進する組織づくりにおいて、トップは目指す

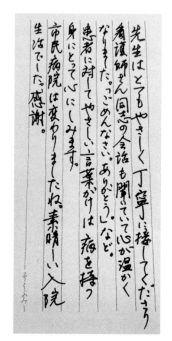

図6　患者から寄せられたお手紙

ゴールに向けて組織・チームの成果を最大化させる役割がある。PX 向上を目指すべきゴールと明確にし、職員一人ひとりが「価値のある仕事をしているチームの一員である」という誇りをもてるように働きかけることが重要であり、ひいては医療の質向上、働きがいある職場づくりにつながると考える。

文献

1）倉岡有美子：看護現場を変える～8 段階のプロセス—コッターの企業変革の看護への応用.
　　医学書院，2019

（湯野智香子、新多　寿）

事例3　株式会社麻生 飯塚病院

【施設概要】

理念：WE DELIVER THE BEST～まごころ医療、まごころサービス
　　　それが私たちの目標です～

開設：1918年8月

職員数：計2,473人〔医師365人、看護師1,075人、医療技術者
　　　　593人、事務・その他440人（2023年現在）〕

病床数：1,048床（一般978床、精神70床）

外来患者数：41万9,602人（1,719人/日）

入院患者数：30万440人（823人/日）

救命救急センター受診者数：2万1,937人（うち入院：6,699人、
　　　　　　　　　　　　　　うち入院外：1万5,238人）

診療人口圏40万人弱における唯一の三次医療に対応する救命救急
センター

手術件数（手術室内）：6,185件

紹介率：74.2％

平均在院日数（※）：14.07日

※医科点数表の解釈の施設基準に沿って計算した社会保険事務局への届出ベース

【PX導入による成果】

・ビジョンに掲げたことで職員にPXというキーワードが周知できた
・PX向上委員会の設立に至った
・全入院患者対象のPXサーベイの実施に至った

はじめに

　本稿では、大規模総合病院にて組織的に患者経験価値（PX）尺度測定を行うまでの過程を伝える。内容は、PXに対する当院の取り組みについて、当事者かつ内部観察者である筆者の視点から述べたものであるため、客観的な事実とともに、独自の意見や感想も大いに含んでいるものである。また、本稿の記載時には、PX尺度測定（PXサーベイ）は集計されておら

ず、結果に基づく対策などは提示していないことをご容赦いただきたい。

　本稿の内容を分けると、組織的にPXに取り組むことを決定してからPXサーベイ実施までに至る、次のようなプロセスである。

①2015年以降、厳しくなりつつある外部環境の大きな変化の中にあっても、果たすべき医療の維持・向上のために必須となる安定した経営・運営を行うため、中長期計画の設定を行った。

②2025年度に向けて、長期の上位ビジョンを定め、それを下支えする下位ビジョンの一つとしてPXの向上を選定した。

③第一中期（2016〜2021年度）では、PX推進チームを結成した。PXサーベイは実施せず、院内職員に対してPXの理解を高める活動と、PX推進チームを結成し、同チームが考えたPX向上につながる改善活動を行った。

④第二中期（2022〜2025年度）では、PXを持続可能な組織的仕組みにするために、PXを主体的に推進するPX向上委員会を公式に設置し、同委員会主催でPXサーベイを開始した。

中長期計画

　PXへの取り組みについて説明する前に、中長期計画について紹介する。当院が中長期計画を策定する必要に迫られたのは、2015年を過ぎた頃からである。地域医療構想の推進、地域の人口減少・超高齢化などに代表される、経営・運営を取り巻く医療環境の厳しさを実感するようになったためである。

　47都道府県の中では人口の多い福岡県であるが、人口約160万人の福岡市と比べて、当院が存在する人口約12万5,000人の飯塚市においては、人口減少と超高齢化の波は、迫り来る現実的な問題であった。にもかかわらず、従来どおりの運営を続けていては、この変化を乗り切れないことを認識した。圏内唯一の救命救急センターを有する大規模総合病院である当院が、厳しくなる経営環境下であっても地域に果たすべき役割を維持・向上していくには、それを支えるための経営・運営の安定化が必須であり、これらの両立を図るためには中長期的な戦略が必要であり、そのために

2025 年度ビジョン
Patient First を追求し、選ばれる高度急性期・急性期病院

2025 年度ビジョンを支える下位の各ビジョン

A）救命救急医療
　　命を救う要として、筑豊に最も進んだ救急医療を提供する病院

B）専門医療
　　トップレベルの専門医療により、筑豊の高度急性期・急性期医療を担う病院

C）質と安全
　　全職員が医療の質と安全の向上・改善に取り組み続ける病院

D）患者経験価値
**　　患者・家族が、全てのプロセスにおいて「ここに来て良かった」と思える病院**

E）地域連携
　　地域の医療機関から信頼され、ともに発展する病院

F）人材力
　　志のあるスタッフが集い、やりがいを持って成長でき、「ここで働きたい、働けてよかった」と思える病院

G）健全経営
　　全職員が厳しくなる外部環境への危機感を共有し、経営に参画する病院

10 年後の「あるべき姿」を示した中長期計画の策定を行った。

　中長期計画は、大きな上位のビジョンとそれを下支えする下位のビジョンで構成される。下位のビジョンを追求することの総和が上位のビジョン追求になるように設定した（表）。上位ビジョンの「Patient First を追求し、選ばれる高度急性期・急性期病院」を達成するためには、下位ビジョンにおいて、「顧客指向や患者満足の向上」が必須の枠であることは当初から考えていたが、それを PX 向上にするという発想は当初はなかった。そもそも、筆者が部会長を務める中長期計画を検討するための中長期戦略部会では、誰も PX のことを認識していなかった。

　PX というキーワードを初めて認知したのは、先述した中長期戦略部会にて、おのおのの下位のビジョンを策定する過程においてである。顧客視点の経営・運営のあり方について、外部アドバイザーから教授を受ける機会があり、そこで顧客視点のビジョンには PX が該当することを提案されたときであった。その概念を聞いた瞬間、当院が以前から掲げている「まごころ医療」という理念を具現化するには PX を活用するべきだと直感的に思った。それまでは、患者・家族の視点に考慮するといっても、それは

医療提供側の診療・サービス内容の改良を検討するという、プロダクトアウトの発想だった。PXでは、病院を訪れる前の予約の時点から帰宅するまで、さらには次回の受診までと、延々と続いているすべてのタッチポイントにおける患者経験が対象となるという発想には正直、衝撃を受けた。それがマーケットインということだと、言われてみれば当たり前だが、私たち医療提供側は、知らず知らずのうちに、診療内容の効果や安全性への追求だけで十分であろうと、思考の幅を狭めていたことに気づかされた。

　この提案に対して、中長期計画の部会メンバーであった看護部長の反応は明快であった。PXは看護師全員が同じ方向を向いて取り組む価値のあるものだと、高揚感を表して賛同した。院内職員の半数近くを占める看護師のトップの理解を得たことは、患者視点の項目をPXにした決定的な要因の一つであった。

PX追求の理由

　下位のビジョンにPXの追求を採用するにあたり、経営幹部や院内職員に対して必要性を説明することは重要な過程であった。院内の他者に説明する前に、決定の判断を下した中長期計画の部会長である自分が腹落ちする理由を明らかにすべきであると思った。

　そこで、「PXと経営・運営は、どのように関与するのか？」と考えてみた。もしも当院と同等の機能を有する高度急性期の大規模総合病院が、地域の診療圏内にもう一つ存在していたと仮定する。圏内住民からのアクセスや費用もまったく同様だとする。診療内容や診療レベルも同様だとしたら、「それでも患者・家族に当院を優先的に選択していただくために必要なものはいったい何なのか？」と自問自答した。

　その答えは、受診までのアクセス、対応する医療職や職員の態度や言動、その結果としての信頼感、受付・待合い・病室・廊下・トイレの雰囲気や清潔さをはじめとして、患者・家族が経験するすべてのプロセスが影響するという考えに至った。このことから、「Patient Firstを追求し、選ばれる高度急性期・急性期病院」を目指すには、偶然に受診した病院ではなく、やむを得ず受診した病院でもなく、「患者・家族が、ここに来てよかったと

思える病院」にするべく、PX の向上に取り組むことは必然であると断言できるようになった。

第一中期：院内への周知と、患者視点の改善活動

中長期計画の下位ビジョンの一つに PX を選定し、その PX に関して目指すべきビジョンも決定し、看護部、地域連携、企画管理、改善推進の各部署から成る PX 推進チームを結成したが、何をどう進めるかについては定まっていなかった。顧客経験価値の概念と用語は、産業界においては当然のように取り沙汰されていたが、PX については国内の医療界を見渡しても情報を得ることすら難しかった。海外に目を向ければ、PX の追求が医療機関の責務であり、それを前提とした病院や個々の医師の評価制度が運用されていることや、Mayo Clinic や The Beryl Institute のように PX 追求のフラッグシップ組織の存在を確認できたが、国内では政策や保険診療制度において、そのような動きはなかった。何とかインターネット検索にて PX 研究会を発見して、藁にもすがる気分で参加したのがすべてのきっかけとなった。

同研究会への参加は、PX に関する具体的な知見を広げることにつながった。その内容を自院にもち帰っては PX 推進チームに伝えるということを繰り返した。例えば、英国や米国における PX サーベイの具体的な測定項目、その結果の活用例、医療における PX の位置づけ、また、国内でPX サーベイを先行して実施した病院の経験など、参加していなければ絶対に得られない情報を得ることができた。

そのような経過を経て、当院の PX 推進チームは第一中期における PX の取り組みを、次の 2 つの項目に絞った。

1．院内への周知

第一中期の当面の目的として、院内職員に対して「PX とは何か？」、「従来から実施していた患者満足度と何が異なるのか？」、「組織的に取り組むべき価値はあるのか？」を伝えることにした。方策として、院長や幹部を含む全職員を対象とした病院主催の講演会を開催した。同研究会の代表理

事に講演・ワークショップを依頼して、上記３点に関して参加者同士で考える機会を設けた。従来から、まごころ医療を理念として掲げていたこともあり、上層部も含めて参加者からの反応はよかった。その後から、「患者経験価値」というキーワードの親和性が高まり、院内職員が自然と口にする機会が増えたことは効果の一つであった。それ以外の取り組みとして、部長会議や部門別会議での説明、および院内広報誌にPXに関する記事を掲載した。

2. 患者視点の改善活動

　第一中期においては、PXサーベイ実施に踏み切ることを計画しなかった。理由は、患者満足度調査と並行して行うことに懸念を抱いていたためである。患者満足度調査は、患者満足度委員会の主導で行っていた。開始当初は、その結果を反映して病院食の改良を行うなど、年度ごとに目に見える改善が行われていた。しかし、近年は満足度の結果発表を行うことが主体の状況にとどまっており、新たな方向性がみえない状況に陥りつつあった。そのような状況下で、患者満足度調査に加えてPXサーベイを行うことは、担当職員の負担感の増加と両者を混同する患者と職員を生み出す危険性を感じた。さらには、サーベイを実施しても、適切な結果分析と改善計画の策定・実行という本質的取り組みにつなぐための準備が足りず、調査が形骸化を招く危険性が高いと判断したためである。

　そのような理由で、もう一つの方策を、「もしPXサーベイを行ったならば浮き彫りになると予想し得る問題に対する、患者視点の改善活動」にした。浮き彫りになると予想し得る問題を想定するために、推進チームは「受診する前から帰途につくまでの外来患者ペイシェント・ジャーニー」を作成して検討を重ねた。その結果、最も解決すべきことは、初診患者が最初に訪れる総合受付における滞在時間の長さの解消であった。

　当院は30診療科を抱える地域医療支援病院である。外来診療の対象を原則として他の医療機関からの紹介患者に限定しているが、一部の診療科では初診の完全予約制も採用している。本来は待ち時間短縮につながるべきである紹介制や予約制のはずだが、初診患者が来院した際の総合受付における滞在時間の長さを、受診患者や家族から指摘されていた。推進チー

ムがペイシェントジャーニーの作成時にも、チームの家族や知人も経験から同じ感想をもっていることが判明した。

　初診患者が来院時に最初に訪れる当院の総合受付では、患者を各診療科に適切に誘導するため、多くのタスクをこなしている。紹介状の宛先の確認、紹介内容が適正であることの確認、予約日時の確認、添付資料の確認、診療情報（書類、紹介元での検査結果、CD-ROMなど）の電子カルテ内への取り込みに加えて、患者状態から緊急性の判断を行うなど、多岐にわたる。複数のスタッフでこのタスクを行っているが、滞在時間が30分以上に至る事態がしばしば発生していた。患者視点に立つと、医師の診察待合で診療を待つ以前に、診察室とは別の離れた場所にある総合受付での長い滞在時間は、マイナスの価値しか感じないと言われても当然のことであった。

　具体的な対策として、総合受付での滞在時間の計測から開始した。計測者をつくり、個々の患者が総合受付を訪れてから総合受付を離れるまでの時間を測定した。おのおのの患者の計測記録には、紹介状の有無、予約の有無、CD-ROMなどの添付資料の有無といった分析に必要となる条件も追記した。一定期間における測定結果は、危惧していたように長い滞在時間が散見された。

　次に、目標値を「受診患者の滞在時間を、現状の平均滞在時間の半分以内に収める」に設定した。そのための方策として、問診票の運用方法、診療情報提供書スキャン業務、担当職員の役割分担の見直しなどを計画した。このように、目的を果たすために適切な目標値を設定し、それを達成するための合理的な方策を計画・実行するという組織文化は、1990年代から病院を挙げてQC（Quality Control）サークル活動を継続していることの賜物であった。しかし数カ月かけて、この方策に取り組んだものの、残念ながら目標値を達成することはなかった。

　うまくいかなかった要因を分析し、修正策の検討を始めようとした矢先の2020年に、コロナ禍に巻き込まれた。コロナ禍においては、受診患者の動線変更や受付で発熱が確認された患者に対するPCR検査の必須化など、従来からの外来受診システムを根底から変更する必要に迫られた。変更したシステムの運用に対して、病院を挙げての膨大なマンパワーが要求

された。また職員にかかる心理的負荷は未曾有のものであった。よって、第一中期計画全体は実行中断を余儀なくされ、ヨチヨチ歩きであったPXへの取り組みも停滞してしまった。

　翌2021年以降もコロナ感染は続いていたが、1年間の中断を経て計画を再開することができた。再開した2021年度は第一中期の最終年度であり、事前に計画していたとおり、第一中期の各方策の計画遂行度と目標達成度を評価して、それぞれの方策を第二中期に持ち越すかどうかについての評価を行った。

　PXに関しては、前述のとおり計画は遂行したものの目標達成に至らなかったこともあり、PX活動をより院内において影響力の高いものにするためには、部署代表から成る推進チームを中心としたPX活動の継続ではなく、今後は組織で公的な任を受けた委員会を設けて、そこが責任と権限をもって進めていくべき時期になったと感じていた。

TQM診断受審で指摘された顧客指向の重要性

　このようにPX推進力が低下傾向を示していた第一中期の最終年度に、以前から予定していたデミング賞審査の予備審査であるTQM診断を受審した。デミング賞とは、「企業、機関、事業部、事業所などを対象として、経営理念、業種、業態、規模、経営環境にふさわしいTQM（総合的品質管理）が効果的に実施されているかを評価して与えられる賞」である。当院は中長期計画を立てると同時期に、この審査を受ける予定を決めていたのである[1]。このデミング賞においてはTQMについて「顧客の満足する品質を備えた品物はサービスを適時に適切な価格で提供できるように、企業の全組織を効果的・効率的に運営し、企業目的の達成に貢献する体系的活動」と定義されていた[2]。字面を読むだけでは難しく感じる方もいると思うが、筆者の解釈では、デミング賞およびTQM診断で評価される対象は、「トップダウンで行われている病院の経営・運営の質と、その質向上のため、持続可能な改善の仕組みが設置され、確実に運用しているかどうか」だと捉えている。

　審査員からはヒアリングを受けた際に、会社であろうが病院であろう

が、良質な組織の運営・経営を進めていくうえで、根底にあるのは患者（顧客）満足や職員満足であり、それらを重要な経営指標として位置づけるべきであると、繰り返し指摘された。また、組織の品質マネジメントを審査・評価する視点の一つとして「顧客指向の実践」を重視しているとも伝えられた。スローガンを壁に掲げるだけではなく、顧客指向の考え方に基づく具体的な活動がいかに実践され、真に価値のある品質やサービスが継続的に行うための仕組み化ができているかどうかについて確認していると言われた。このように TQM を行うかぎり、顧客指向の実践の重視は必須であると指摘されたことで、第二中期における PX の追求に対して強く取り組むことを決意できた。

第二中期：PX の仕組み化

　TQM 審査員から顧客指向を重視せよというメッセージを受けて、2022 年度からの第二中期における PX 向上への対策は、より組織的な取り組みにバージョンアップを図った。一つは PX の責任主体となる委員会設立であり、もう一つは PX サーベイの実施についてである。

　前述したように、当院にはすでに患者満足度委員会が存在していた。同委員会の今後のあり方についての検討を行わないまま、単に PX 委員会を追加するだけでは、混乱を招く危険性を懸念した。このため、患者満足度委員会に対しては PX 向上は病院の中長期の事業計画として進めていくべきであり、この機会に患者満足度委員会を終了したうえで、PX の委員会にバージョンアップすることを提案した。患者満足度調査の今後の方向性に悩んでいたこともあり、患者満足度委員会メンバーは提案に賛同し、PX 向上委員会への移行は成立した。その後、経営幹部の承認を得たうえで、患者満足度委員会および患者満足度調査の終了を決定し、PX 向上委員会を新設した。同時にメンバーもリニューアルした。

　中長期計画を推し進めるために PX 部会があり、その PX 部会の実行部隊として PX 向上委員会があるという構造も明らかにした。中長期計画のPX 部会のリーダー医師（部会長、副部会長）および担当事務職員には、PX 向上委員会の委員長、副委員長および委員会事務局を兼任するよう、

辞令を交付した。進捗管理の担当事務職員は、中長期計画の担当事務責任者である経営管理部長に対して、定期的にPXに関する進捗報告を行うようにした。と同時に、進捗管理で困ったときには、経営管理部長に助言や支援を求めることができる。このように制度化しておくことで、より組織的な取り組みにつながることを期待したのである。私自身の立場は、中長期計画の戦略部会長としてPX部会の後方支援に移った。

　第二中期初年度の方策は、次の2つであった。
①PX向上委員会の主メンバーがPXについて学習する
②2022年度中にPXサーベイを実施する

　PX学習の具体策として、前述したPX部会のリーダー医師と担当職員は、PX先導者としての知識をつけるため、PX研究会のPXE養成講座を受講し修了者となった。

　次に、第一中期では躊躇していたPXサーベイ実施について、PX向上委員会で検討した。患者満足度調査の終了が決定していたこともあり、新たにPXサーベイを行うことに抵抗はなく、顧客指向の改善を展開することへの期待感が上回った。TQM診断を通じて「顧客指向の実践」の重要性を学んでいたことの影響が少なからずあったものと思われる。

　PXサーベイの実施にあたっては、PX向上委員会にて実施の継続性と効率性を優先課題にした。そのためには、各部署の職員に新たな負担をかけずに調査を実施することと、結果分析も専門職が行うように企画するべきであった。これは、従来の満足度調査の負担が大きかった経験に基づく要望であった。この条件を満たすには、配布、回収、集計、分析というプロセスを院内職員が実施するのではなく、外部業者に委託する方法が最適であると帰結した。その後、PXサーベイの意図を理解してくれる外部業者を選定して、調査を開始した。PXサーベイには、PX研究会により作成された日本版PXサーベイを使用した。現在、その分析結果を待っているところである。

PXとともに職員の経験価値も重要

　ここまではPXの取り組みについて述べてきたが、顧客指向を追求する

だけでは、経営・運営として不十分ではなかろうかと感じるようになってきている。コロナ禍の体験から、顧客指向は重要であるものの、職員のことをおろそかにして何かを追求することは、持続的可能性に欠けることを痛感しているからである。PX と同様、職員の経験価値をも重視すべきだと気づいた。幸いにも、中長期計画では、PX とは別の下位ビジョンの一つとして、「『ここで働きたい、働けてよかった』と思える病院」という人材視点のビジョンを掲げて、そのための方策を実施していた。PX との関連性について考慮して計画したわけではなかったが、今後も良質な組織経営・運営を行うためには、患者と職員双方の経験価値向上を意図した組織的マネジメントの展開が必要であることは間違いない。

文献

1) 日本科学技術連盟ホームページ：デミング賞. https://www.juse.or.jp/deming/（2023 年 8 月 22 日参照）
2) 中條武史, 他（著）, 日本品質管理学会標準委員会（編）：マネジメントシステムの審査・評価に携わる人のための TQM の基本. 日科技連出版社, 2006

（井村 洋）

第5章
トップがPXを推進する組織づくり

事例3

在宅診療における PX

　2007 年に高齢化率が 21％を超え、超高齢社会に突入した日本では、医療や介護領域における高齢人口への対応は必要不可欠であり、疾患が複数ある多疾患併在の状態や社会構造の変化による孤立などの心理社会的問題が課題として挙げられる。

　私は、2011 年より訪問看護ステーションに勤務しており、さまざまな社会課題に直面をしながらも、Quality of Life（QOL）や Quality of Death（QOD）に代表されるように、利用者の価値観に応じた意思決定が各場面においてできるサービスの設計を考えてきた。2017 年に PX という概念を学んで以降、利用者の経験価値の追求こそ、提供するサービスの質の向上を図るとともに、個別最適化が求められるQOL および QOD の向上を図るうえでも重要であると認識している。一例として、2022 年に当事業所で実際に行った、PX の概念を用いた訪問看護における調査結果を紹介したい。

　調査用紙としては、PX 研究会の外来版 PX サーベイを基盤とし、在宅でのプロセスを踏まえ、総合的に検討して全 36 問の設問からなる調査用紙を作成した。利用者からのアンケート結果は、各設問において最も評価の高いものと最も評価の低いものの両方に着目した。「契約内容の説明」、「介入前のサービス概要の説明」は好意的な評価が35％以下、「服薬に関する説明」、「生活環境に関する提案」が 60％以下であった。一方、「定期的な計画書等における説明」、「プライバシーへの配慮」、「サービス介入後におけるリスク等の説明」は好意的な評価が 75％以上であった。

　この結果より、当事業所が行う日々の業務や介入プロセスを見つめ直した。当事業所では、毎週月曜日に 13 時から 40 分の時間を取り、ミーティングを実施している。スタッフ間で利用者の情報共有を行いつつ、現状の目標設定や介入方法、リスクなどを共通認識としてもつようにしており、そこはアンケート結果にも強みとして現れた。一方、ミーティングによる検討が少ない項目や介入以前の業務プロセスには課題が見つかった。事業所内で検討した結果、服薬や環境調整は日頃行っているものの、改めて利用者や家族と擦り合わせを行うことが必

要であることがわかった。また、サービスの説明に関しては、パンフレットの内容を改定し、誰もが説明しやすくなるようにした。

　その他、特定の利用者を同じスタッフが訪問する点もアンケートでは高く評価されていた。しかし、これは、利用者への個別サービスだけではなく、個々のスタッフへの配慮が必要な項目であると考えている。特定の利用者とかかわることは良好な関係を築き、スタッフの個人的達成感が得られる。一方、情緒的消耗を含む燃え尽き症候群への配慮は常に念頭に置く必要がある。

　特に、在宅領域においては、介入の目標設定が個々の QOL や QOD に由来することから、介入プロセスも個々にとって最適であることが求められる。事業所として PX に取り組むことは、介入ポイントの整備を行うことで、事業所の強みや弱みの把握からサービス改善、質向上に寄与をし、個別最適化された目標設定への到達を目指す一助となると考える。病院だけではなく、在宅分野、介護分野においても PX が浸透することを願う。

（講内源太）

事例1 社会医療法人清風會 日本原病院

【施設概要】

社会医療法人清風會 日本原病院は1948年、岡山県津山市に前身となる森醫院が開設され現在に至る。在宅療養支援病院として地域包括ケアシステムを担っており、2015年より全床を地域包括ケア病棟とした。他院において手術や急性期治療を経た患者や、自宅や老人ホームなどで在宅療養中に症状の悪化などで入院医療を要する状況になった患者を受け入れている。

24時間365日リハビリテーションを提供し、医師や看護師だけでなく、介護スタッフ、リハビリテーションスタッフ、管理栄養士、臨床心理士、医療ソーシャルワーカーなどによる多職種チームで、患者や家族の希望をうかがいながら、自分らしく生きるための「自律の支援」を行っている。

また、かかりつけ医としての機能を備え、定期的な健康診断や予防接種、高血圧症や糖尿病といった慢性的な病気の診察、子どもの言語や運動の発達支援を実施。「住み慣れたまち。ここで、一緒に、自分らしく」の理念のもと、0歳から100歳までの地域住民が、住み慣れた場所で生活が継続できるよう病院職員全体で支援している。

【PX導入による成果】

- リハビリテーションスタッフによる患者目線での日常生活場面への介入
- PX推進のための研修会開催
- 地域医療におけるPXにつながるイベント開催

PXとの出会い

私とPXとの出会いは、2017年に日本摂食嚥下リハビリテーション学会

主催の多職種連携を実践する人材育成モデル構築事業「チーム医療実践リーダー育成研修」（以下、GSK）に参加したことがきっかけだった。そもそも同研修に参加した経緯から説明したいと思う。

　私は病院で言語聴覚士としてリハビリテーション業務を行っている。特に「口から食べる」を支援することに力を入れているが、「食べる」ことは言語聴覚士のリハビリテーションだけで回復するものではない。少子高齢社会の日本において、「食べられない高齢者」、「誤嚥性肺炎」は社会的問題でもある。当院は、入院患者の平均年齢が84歳と高齢患者が多く、「食べる」ことは日々課題となっていた。そこで患者をチームで支えるために、「多職種連携チーム医療実践リーダー育成」というキーワードに引かれ、1期生として参加することにした。

　全12回の同研修では、前半に患者中心性、コーチングについて学び、後半でPXについて学ぶことになった。これがPXとの出会いだった。もともとPXという言葉さえ知らない状態からのスタートである。言葉の概念は理解できたが、PXの考え方をどのように現場レベルに落とし込むか、どのように患者をチームで支え「食べる」につなげるかは、まだ見えていなかった。

PXE 養成講座に参加

　PXを概念から実践へどう活用していくか、具体的行動が思い浮かばず、今後の見通しが立てられないまま、自分の中ですっきりせずに同研修が修了となった。同時に、2019年にPX研究会によるPXE養成講座の1期生の募集があることを知り、PXを理解するために参加することを決心した。このPXE養成講座での学びにより、PXをさらに理解することができたが、やはり現場レベルに落とし込むことが課題であることは変わらなかった。

孤軍奮闘の PX サーベイ

　当時、まずは現場にPXを理解してもらうことを考えた。しかし、私自身が同研修とPXE養成講座で回数を重ねて学んだにもかかわらず、何か

すっきりしない部分があったことから、院内で講義形式の研修を行うことでは PX を理解してもらえないと考えた。また、病院スタッフが日々忙しいなかで、「PX」という新たな変化を取り入れることは至難の業である。そこで、とりあえず行動し、結果を共有することで現場スタッフに PX を身近なものとして理解してもらえることを期待し、PX サーベイの実施を試みた。実施にあたっては、私の所属するリハビリテーション課のスタッフへ協力を要請し、入院患者のうちリハビリテーションを利用している患者を対象に、実施までたどり着くことができた。

サーベイ実施で明確になった高齢化問題

当院入院患者の平均年齢は 84 歳、約 8 割が認知症（HDS-R 20 点以下）である。まず、直面したのは、サーベイのための質問紙の文字が見えない患者がいるという問題だった。そこで、A4 用紙に設問を 1 問ずつ、文字を大きく印刷して配布した。次に出てきた問題は、入院中の経験を聞く設問のうち、経験そのものの記憶が曖昧という認知症による影響である。結果的に、設問の理解や説明のために個別に支援が必要な患者を含め、有効な回答を得られた件数は 60 件中わずか 14 件だった。

当院での初めての PX サーベイは、自立して回答できる患者が少なく、回答を得るために支援する時間と人員が必要となるため、業務を圧迫する結果となった。さらには、結果の集計から課題を抽出するまでのデータ数を得ることができず、当初期待していた「結果を共有し、PX を現場レベルに落とし込む」には至らなかった。

高齢化が進む地域にある当院で直面した PX サーベイ実施の際の問題は、もしかしたら将来的な日本の問題かもしれない。人口動態の将来推計によると、2019 年現在における当地域の人口動態は、2040 年の東京の人口動態とほぼ一致している（表）。つまり、当院で認知症高齢者を対象とした PX サーベイを実施して課題を洗い出し、それを解決していくことは、将来的に高齢化が進む日本において「患者中心の医療」を提供する一助になるものと考えられた。

表　現在の当地域と 2040 年の東京の人口
　　動態の比較

	生産人口	老年人口
全国	61.3%	26.0%
当地域	56.0%	31.3%
東京都	65.0%	24.3%
2040 年 東京都	57.9%	33.5%

参考：RESAS（地域経済分析システム）URL：
https://opendata.resas-portal.go.jp/

視点を変える

　2019 年の PXE 養成講座の 1 期修了後に実施した当院での PX サーベイ
の失敗から、何とか解決の糸口を探そうと、翌年の 2 期養成講座にも参加
した。そして 2 期養成講座修了後、学びの中から、ペイシェントジャー
ニーマップを作成することで認知症患者の視点から現場を客観的にみるこ
とができるのではないかと考えた。

　ペイシェントジャーニーマップの作成は、私自身も PXE 養成講座の中で
行い、患者目線で入院生活の経験をみることができ、課題抽出と行動計画
まで落とし込むことができた画期的な経験だった。しかし、やはり忙しい
日々の医療現場において多職種が集まり、ペイシェントジャーニーマップ
の作成を提案することは、とてもハードルが高かった。そこでリハビリ
テーションスタッフに対し、リハビリテーションの困難事例となっている
患者に的を絞って、ペイシェントジャーニーマップ作成を提案したとこ
ろ、多くのスタッフが興味をもち、参加してくれた。そして、リハビリテー
ションとしてできることの行動計画を立てるところまで進めることがで
き、リハビリテーションスタッフの PX への関心を高めることができた（図
1）。

　さらにその結果、患者が食事時に不快な姿勢で食事をしていることに気
づき、リハビリテーションスタッフが食事前と食事中に病棟をラウンド
し、患者の姿勢を修正していくことをスタッフ自ら提案し実践するとい
う、PX 改善の行動までたどり着いた。

（組織改革）まずは現場レベルでできること

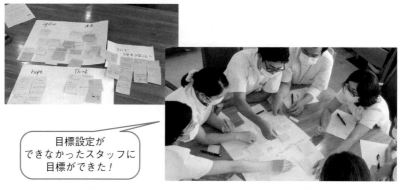

目標設定が
できなかったスタッフに
目標ができた！

図 1　ペイシェントジャーニーマップの作成

多職種への理解

　リハビリテーション課内では、PX への意識と取り組みが定着していったが、当初の目標である多職種連携における PX の導入へは至らず、課題として残ったままだった。そこでさらに PXE 養成講座の 3 期、4 期への参加も継続し、導入の方法を検討し続けた。個人レベルでは PX の理解や導入に賛同してくれるスタッフが増えたが、チーム、組織レベルでの導入は難しく、価値観の共有と協働に悩まされる日々だった。

KGI・KPI へ落とし込む

　一方で、当院の外来・入院部門において KGI（Key Goal Indicator）[注1]を達成するための KPI（Key Performance Indicator）[注2]を設定し、各部署の主任が現場レベルの行動へと落とし込むべく、対話と議論を進めている。

[注1] 重要目標達成指標。組織や個人が達成すべき最終目標。医療機関であれば、医業収益、在院日数などが該当する。

[注2] KGI を達成するための中間目標。医療機関であれば、病床利用率、クレーム件数などが該当する。

PX・実践編

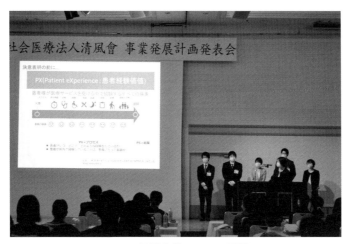

図 2 組織全体へ PX を発信

その議論の中で、質の改善の数値化の一つとして PX サーベイの外来部門での実施が計画された。当院では、年度末に部門ごとに業績結果と次年度の課題と計画を報告する発表会があり、その中で PX について簡単なプレゼンを行うことができた（図 2）。上層部からも PX を進めていくことが認められ、2023 年度は各部署の主任に PX 研修を行うことを計画している。

振り返ればそこにある PX

　PX の学びを現場に周知させ、PX を取り入れようと孤軍奮闘していたころを振り返ると、実はそんなに頑張らなくてもよかったのでは……と思う。医療者は「患者によくなってほしい」という思いをもって、それぞれの専門を活かし医療に携わっている。その共通の思いこそが PX そのものと理解している。何らかの障害により「できない」ことを、手伝う（介助する）ことで「できる」にすることは、「結果」であり、「満足度（satisfaction）」が指標となる。「できない」ことを環境や配慮により、「自分の力でできる」に変えていくことが「経験（experience）」と解釈している。私の専門であるリハビリテーションは、まさに「経験」へのアプローチである。

　現場を見れば、個々の患者に対する気づきから個別性をもったかかわり

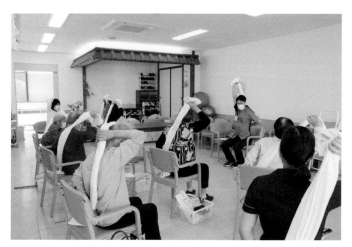

図3　PXにつながるイベント開催

ができるスタッフが多くいる。組織レベルではスタッフが患者目線で日々の気づきをネット上で提案するシステムがある〔1提案当たり200円が配当され、EXにもつながっている〕。また、患者が無料で参加できる健康イベントを月1回開催し、好評を得ている（図3）。このように、見渡すと私が発信していないところにも多くのPXが存在している。

　法人理念である「住み慣れたまち。ここで、一緒に、自分らしく」はPXそのものであり、そこに含まれる行動、システム、空間などによるPXへの影響を具体的に現場へフィードバックしていくことがPXE認定者としての私の役割である。そして、現場レベルでスタッフがPXを意識した行動をとり、患者、家族、スタッフとの対話により、チームとなって高いPXを目指すことを期待している。

これからの超高齢社会に向けてのPX

　当院でのPXの取り組みは、スタート地点にやっと立ったところである。しかし、高齢化が他地域に先んじて進行している当院での取り組みにより、今後の日本におけるPX導入の課題がみえてくるのではないかと期待している。認知症患者のPXを質問紙で測ることが難しかったように、

サーベイだけでは測りきれない PX をどう評価し、現場レベルで実践していくか。患者を取り巻く家族、地域も含めた包括的なチームで患者の「食べる」、「自律」を支えるための PX を、これからの取り組みで見いだしていきたいと思う。

文献

1) 日本ペイシェント・エクスペリエンス研究会ホームページ. https://www.pxj.or.jp（2023 年 7 月 5 日参照）
2) 坪谷邦生：図解 目標管理入門—マネジメントの原理原則を使いこなしたい人のため「理論と実践」100 のツボ. ディスカヴァー・トゥエンティワン，2023

（平尾由美）

事例 2　医療法人メディカルフォース　フォース歯科

【施設概要】

札幌市の自然豊かな場所に位置し、小児から高齢者まで地域のかかりつけ歯科医としての役割の他、地域包括ケアシステムの中で通院困難な方や要介護・要支援の高齢者、神経難病患者、重症心身障害者、精神障害者などに対し、在宅や病院にて歯科訪問診療を行う。大学病院などの専門施設、地域の多職種と連携して摂食嚥下障害にも取り組む。千葉大学亥鼻 IPE（専門職連携教育）プログラム Step 2 協力機関。

【PX 導入による成果】

・地域包括ケアシステム内での多職種連携の推進
・組織内でのコミュニケーションの活性化
・診療理念の浸透，診療の効率化，紹介率の向上

はじめに

　わが国では、2040 年に向けた生産年齢人口の減少や、疾病構造の変化により慢性疾患が複数ある高齢者の増加、それを支える家族介護者の負担など、医療・介護での多くの課題を抱えている。その課題に対応するために地域包括ケアシステムでの多職種連携（interprofessional work：IPW）の必要性が高まり、ICT による情報連携システム[1]などの社会情報基盤構築に向けた取り組みや教育機関における多職種連携教育（interprofessional education：IPE）[2]の深化による、社会における患者中心の医療の実践が求められている。

　当歯科医院は外来診療の他、地域包括ケアシステムの中で歯科訪問診療を行っている。実際の臨床現場では、IPE/IPW の取り組みは社会に求められているものと差があり、細分化されたシステムの中で歯科医師として連携にかかわることの課題感をもっていた。そのため、現在、千葉大学亥鼻 IPE（専門職連携教育）プログラムに協力機関として参加し、IPE スタディ

グループなどの交流を通じて IPW の学習を行っている。そこで IPW にお
けるマネジメントの重要性がわかり、北海道大学の「病院経営アドミニス
トレーター育成拠点」（HUHMA）プログラム[註1] にて、地域医療の課題に
取り組むための医療政策学・医療経済学や医療情報分析、組織管理等のマ
ネジメントの基礎学習を行った。

　このような取り組みから、IPW にてコーチング、PX を活用することで、
医療サービスのもつ「情報の非対称性」や「不確実性」に影響を与え、医
療の質向上により患者中心の医療の実践ができるのではないかと考え、今
回、延命治療を拒否した在宅の多系統萎縮症の患者に対し、地域包括ケア
システムでの IPW にてコーチング、PX を活用した。その概要を報告する。

事例

　患　者：58 歳、男性

　既往歴：2 型糖尿病、前立腺肥大症、神経因性膀胱

　現病歴：2014 年 12 月、某大学病院にて多系統萎縮症（MSA-C）と診
断され、延命治療拒否のため 2020 年 8 月に在宅診療へ移行となった（図
1、表 1）。

　所　見（初診時）：意思伝達は、発語可能だが聞き取りづらく、筆談も時
間がかかり判別困難である（振戦が悪化する前に意思伝達装置の導入を検
討中）。小脳失調：右側優位で障害が進行。パーキンソニズム：筋固縮、動
作緩慢、安静時振戦は目立たず（薬剤なし）。自律神経障害：起立性低血
圧、神経因性膀胱（頻尿あり）。睡眠関連無呼吸障害：睡眠時無呼吸症候
群、閉鎖性無呼吸や混合性無呼吸あり。摂食嚥下障害：声帯麻痺に伴う嚥
下障害あり。日常生活動作（ADL）と手段的日常生活動作（IADL）をそれ
ぞれ表 2、3 に示す。

　家族歴：妻と二人暮らし

註1) 2022年度からは拠点を小樽商科大学に移し「北海道病院経営アドミニストレーター
　　育成拠点」（HUHMA）として活動を継続している。

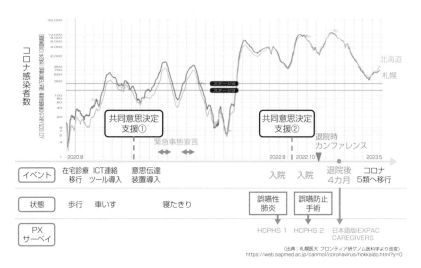

図 1　治療経過および新型コロナウイルス感染症感染者数の推移

表 1　多系統萎縮症の一般的治療方針（文献 3 より作表）

　小脳性運動失調に対する治療はまだ確立されていないが、リハビリテーションは有効例がある。また、嚥下障害、呼吸障害、コミュニケーション障害に対する対応は患者の QOL（生活の質）に直接影響するため十分な対策を立てる必要がある。多職種によるチーム医療のもとで、患者や家族に状況に応じた情報提供と就労、生活、療養についての継続が必要とされる。

[患者・家族への説明]

　真実の告知、特に「突然死のリスク」の説明をいつ、どのように伝えるかは重要な問題となる。

表 2　日常生活動作（ADL）

起居	移動	移乗	食事	排泄	更衣	入浴	整容	転倒
特殊寝台	手すり	介助	全介助	手すり	介助	介助	介助	あり

表 3　手段的日常生活動作（IADL）

買い物	清掃	金銭管理	料理	内服管理	電話	交通手段
妻	妻	妻	妻	妻と本人	本人	タクシー

1．コーチングのはじまり

　在宅診療に切り替わり、初めての診察のとき、男性はソファに座っていた。福祉用具の手すりが部屋中に設置され、移動できていた様子がうかがえた。自己紹介の後、私は男性と初めてコーチングを行った。このとき男性から語られたのは、「前医の冷たい対応の記憶」と「延命治療への強い拒絶の言葉」、そして「食べる」ことへの希望であった。

2．在宅・地域での多職種での取り組みと「共同意思決定支援①」（図1）

　当時、新型コロナウイルス感染症のワクチンもまだなく、感染対策による移動制限や医療・介護関係者との対面でのコミュニケーションの制限があり、大変な状況であったが、男性にもう一度、意思決定を行ってもらいたい気持ちから、在宅チームへの ICT 連携ツールの導入を在宅医師に相談した。担当者会議にて男性の訴えを共有のうえ他施設にも ICT 連携ツールの導入を提案し、「食べる」ことの支援という共通目的が在宅チームに生まれた。

　ICT 連携ツールの導入は、多職種の取り組みや考え方、特に「突然死のリスク」を告知することについての在宅医師の苦悩、病状の経緯の共有や今後必要な医療体制の必要性がわかり、IPW での活用は大変有用であった。その後、「意思伝達装置」の Web 勉強会を提案し、多職種の協力のもと開催すると、職種間での共通理解が深まった。すると，専門職のかかわりによって男性にも変化が現れ、すべての延命治療に否定的だったが、意思伝達装置の導入に至ることになった。

　また、地域の「札幌摂食嚥下障害症例相談会」にて多職種との相談を通して学んだことを食支援などに活用した。さらに地域医療分析[4]を行った結果、北海道は全国と比べて医療の地域格差があることがよくわかり、他県の耳鼻咽喉科の医師にお願いし、実際に嚥下機能にかかわる手術を見学させていただいた。そして、交流の中で専門家の方々との「対話」により、倫理観[5]やケアの必要性など、違う職種の視点から多くを学んだ。

3．誤嚥性肺炎入院・誤嚥防止手術と「共同意思決定支援②」（図1）

　その後、男性の症状は進行し、介入当初は福祉用具と介助にて歩行して

いたが、車いす、ベッドにて寝たきりと変わっていった。かかわっていた
職種も入れ替わったうえで、日々のケアを行っていた。コロナ下に誤嚥性
肺炎にて入院したが、男性の延命治療拒否の姿勢は変わらず、禁食指示（輸
液 700 mL/日）のもとで退院した連絡を受けた。他の職種と現状の情報交
換をしたが、退院後も延命治療は希望されないとのことだった。男性は痩
せ細り、右腕からつながる 1 本の管だけが男性の命を支え、もう話すこと
も意思伝達装置に簡単に入力することも難しくなっていた。私は男性に今
後のこと、手術のことなど少し話をした。その会話の中でベッドに寝てい
る男性の視線に気づいた。「白い天井」、これが男性の見ている世界のすべ
てであることを理解し、それから男性とコーチングによる「対話」を始めた。

　翌日、男性の妻から電話を受けた。男性はその日の夜に一人で意思伝達
装置に向かい、手術を受けることを半日かけて自ら入力したとのことで
あった。私は在宅医師に連絡し、もう一度今後の説明と意思決定の支援を
お願いした。そして男性は「食べる」ことを希望し、「誤嚥防止手術」[5] 註2)
を受けることが決まった。

患者経験価値（PX）を知る

　誤嚥性肺炎退院時と誤嚥防止手術退院時に自記式問診票 HCAHPS（図
2、表4）および退院後 4 カ月に日本語版 IEXPAC CAREGIVERS（附記参
照）にて PX の計測とコーチングによる対話を行った（表5、6）。

　得られた情報は患者・家族の同意のもと、多職種と共有した。HCAHPS 1
（誤嚥性肺炎退院時）から新型コロナウイルス感染症による病院の逼迫した
状況がよくわかり、そのことを踏まえて男性と家族の「食べる」という意
思決定支援につながった。また HCAHPS 2（誤嚥防止手術退院時）を知る
ことで在宅チームに「一体感」が生まれた。日本語版 IEXPAC CAREGIVERS
時の対話とアンケート項目から、退院後に多職種協働による「統合された
ケア」が提供されていることがわかった。サービスへの情報提供、家族会

註2) 誤嚥防止手術：長期的気道確保と完全な誤嚥防止が得られる。一方で、手術侵襲の
　　リスクと、永久的な肉声喪失（声を失う）に伴う倫理的ジレンマが内在する。

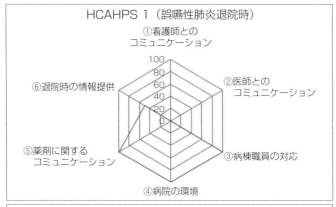

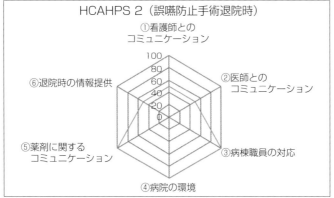

図 2 HCAHPS 1（誤嚥性肺炎退院時）と HCAHPS 2（誤嚥防止手術退院時）

誤嚥性肺炎入院の病院（HCAHPS 1）は新型コロナウイルス感染症の影響により耳鼻咽喉科診療体制が縮小し、別施設（HCAHPS 2）にて誤嚥防止手術を行った。

などの参加の機会が少ない課題もわかり、新型コロナウイルス感染症の感染法上の位置づけが「5 類」に移行後の家族会参加の提案を行った。現在、男性と家族は「食べる」楽しみを行っている。患者経験価値（PX）を知ることで、「食べる」という取り組みが家族を構成する重要な要素であることがわかり、患者だけでなく家族介護者への協働支援の重要性も認識した。

表 4　患者・家族の語り①

HCAPHS1（誤嚥性肺炎退院時）

（妻）コロナの制限でマスクをして、しゃべることも許されず、私と夫は医師の説明を受けた。医師・看護師の対応は冷たく、医師と看護師は喧嘩もしている。「この冷たい空間の中で、しゃべることも許されず、人生で大切なことを決めなくてはいけないのか」と悲しくなった。隣で痩せこけている夫と共に「このままですと、今年中に亡くなる可能性がある」と宣告を受けた。延命治療の選択を迫られたが拒否したところ、「しばらく2人で考えてください」と言われ、退院した。退院後、誤嚥の可能性があるが、生きてほしくて嚥下食のレトルトパックを買ってきてなんとか食べさせた。

HCAPHS2（誤嚥防止手術退院時）

（妻）手術が終わって、傷（気管孔）を自分で確認した。傷は生々しくて怖くて見ていられなかったが、2人で決めたことを確認したかった。夫にも「見るかい？」と聞き、（夫も無言で頷き）鏡を使って手術の跡を見せた。医師・看護師さんは本当に丁寧に対応してくれた。
（男性本人）食べられるようになってよかった。

表 5　患者・家族の語り②

日本語版 IEXPAC CAREGIVERS（誤嚥防止手術退院後4カ月）

（妻）手術前は不安だった。誤嚥性肺炎の心配がなくなったことはよかったが、声が聞けなくなったことは寂しい。
Q：誤嚥防止手術を他の人に勧めるか？（本人：強く勧める、妻：普通）
（妻）患者と家族の意思が重要で、退院後のケアの対応ができる環境の確保が大切だと思う。訪問看護師の方が退院後、介護保険の適応期間と回数を超えて対応してくれたことを知り、大変感謝している。介護支援専門員が吸引の研修を受けたヘルパーや、介護タクシーを探してくれたことで外来通院ができ、大変助かった。
　この人の今の楽しみは食べることです。支えてあげたい。

表 6　**日本語版 IEXPAC CAREGIVERS（術後4カ月）**（開発時平均点40.5点）

総得点	45 点
Attention for the patient（患者に焦点）	32 点
Attention for the caregiver（介護者に焦点）	13 点

ペイシェントジャーニーを振り返る

1. 共同意思決定（Shared decision making）支援と PX

　患者の共同意思決定支援に影響したものは何だろうか。PX から判断すると、医師と看護師のコミュニケーションが大きく影響したことがわかる

（図 2）。誤嚥防止手術入院中の医療者の丁寧な対応と、退院後の在宅での訪問看護師・介護支援専門員の対応は、患者・家族の PX 向上に働いた。また、今回の取り組みは、在宅医師のリーダーシップや当該地域にオンラインでの退院時カンファレンスなどの連携の土壌があったこと、コロナ下により病院の医療供給体制が崩壊していたことの影響も忘れてはならない。

　アーサー・クラインマンは著書『病いの語り』[6]の中で、"患者の病いの経験を正当に評価すること、つまり、その経験に権威を与え、その経験を共感をもって傾聴することは、慢性の病いをもつ患者のケアにおいてかぎを握る仕事である"とした。患者・家族から語られる「病いの語り」がコーチングという対話により、共感をもって傾聴され、PX により正当に評価されることで、患者・家族の語りが文脈になる意義は大きくなった。また、トヴァルスキーとカーネマンはヒューリスティック、フレーミング効果などのバイアスが不確実性下における意思決定に影響を与えることをプロスペクト理論[7]で述べている。コーチング・PX の活用は患者・家族間や専門職種間でのこれらのバイアスに影響を与えると考える。

　あの日、コーチングにより男性と共に「対話」したことは、一人の人間としての「人生の生き方」についてである。私は、在宅・病院・地域の多職種がつないだ「食べる」という行為を通して、葛藤の中、揺れ動きながらも男性と家族が「共に生きる」という決意をしたことを 2 人の語りから理解した。

2. IPW と PX

　本事例の中長期的なかかわりにおいて、患者の共同意志決定支援の他に、コロナ下での地域包括ケアシステムで、組織間の連携方法の構築、入退院時の情報共有や在宅チームでの専門職種の流動性、医療資源不足などの課題があった。

　米国の経営学者であるチェスター・バーナード[8]は、組織とは「2 人以上の人々の、意識的に調整された活動や諸力の体系」と定義した。組織の存続条件としては、短期的には組織の 3 要素①協働意欲、②共通目的、③コミュニケーションを結びつける。とりわけコミュニケーションが重要で、長期的には有効性と能率性の双方にかかるとされている。

表 7　専門職連携実践能力（interprofessional collaborative competency：IPCC）

①学習とリフレクション
②患者利用者中心性
③コミュニケーション
④チームワーク
⑤役割/責任
⑥倫理

　今回、コーチングと PX の活用は、この組織の 3 要素に影響を与えた。連携での ICT 連絡ツールの活用は、情報共有の他に専門職種の流動性の面でも有用で、長期的な活用の意義は大きく、医療資源不足に対しては地域の IPW が補完した。しかし、これらの取り扱いには、かかわる職種に専門職連携実践能力（**表 7**）[2]が備わっていることが必要であり、実践の中でのコーチングと PX の活用は、社会における IPW 文化の醸成に寄与すると考える。

まとめ

　今回のわれわれのコロナ下での経験は、2040 年の生産年齢人口の減少に伴い、不確実性の高まる世界を一足先に経験したのかもしれない。そのような世界で地域包括ケアシステムでのコーチング、PX の活用は、患者・家族の「自助」と「互助」としての IPW を促し、医療の質向上により「共助」たる医療保険・介護保険と「公助」を補うことで社会保障をより豊かなものにするのではないだろうか。患者の「病いの語り」を知ること。この対話こそ、地域が患者・家族を中心とした「活動や諸力の体系としての 1 つの組織」に変容し、地域包括ケアシステムが完全統合（Full Integration）[9]されていくための第一歩であろう。

　われわれは、次の世代にためにもこの経験を糧に未来を想像し、対話を通してお互いからお互いについて学び、共に well-being が実現する社会を目指していきたい。

文献

1) 令和3年度老人保健事業推進費等補助金老人保健健康増進等事業 北海道の地域住民に関する医療・介護情報の共有システム構築に係る調査研究事業報告書. 北海道総合研究調査会, 2022. https://www.hit-north.or.jp/cms/wp-content/uploads/2022/04/r3_rouken_houkoku.pdf（2023年8月21日参照）

2) 酒井郁子：IPEをスタートさせ軌道に乗せる. 酒井郁子, 他（編）：これからのIPE（専門職連携教育）ガイドブック. 南江堂, p.2, p.6, 2023

3) 下畑享良：多系統萎縮症. 園生雅弘, 他（編）：脳神経疾患最新の治療2021-2023. 南江堂, pp.183-185, 2021

4) 東北大学藤森教授による医療提供状況の可視化. https://public.tableau.com/profile/fujimori#!/（2023年8月21日参照）

5) 金沢英哲：誤嚥防止手術の適応をめぐって—神経難病を中心に. 嚥下医学 **10**：30-38, 2021

6) Kleinman A（著）, 江口重幸, 他（訳）：病いの語り—慢性の病いをめぐる臨床人類学. 誠信書房, p.21, 1996

7) Tversky A, et al：Advances in prospect theory：Cumulative representation of uncertainty. J Risk Uncertain **5**：297-323, 1992

8) Barnard CI（著）, 山本安次郎, 他（訳）：新訳 経営者の役割. ダイヤモンド社, 1968

9) Leutz WN. Five laws for integrating medical and social services：lessons from the United States and the United Kingdom. Milbank Q **77**：77-110, 1999

【附記】日本語版 IEXPAC CAREGIVERS

解説

　日本語版 IEXPAC CAREGIVERS は、慢性疾患患者とその家族介護者に対して提供される多職種ケアのプロセスを家族介護者の視点で評価する尺度である。IEXPAC CAREGIVERS はもともとスペインにおいて、Instrument to Evaluate the EXperience of PAtients with Chronic Diseases（IEXPAC）という PX 尺度を基に、家族介護者のニーズを組み込んで作成された。これらは、ケアのシステム化を重要視する「慢性疾患ケアモデル」を理論的基盤としているため、その評価対象は特定の職種ではなく、医療・介護福祉にかかわる多職種全体となっている。

　日本語版 IEXPAC CAREGIVERS には2つのドメインがあり、一つは多職種が患者（被介護者）にケアを提供するプロセスを家族介護者の視点で捉えた「患者に焦点」、もう一つは多職種が家族介護者を支援の対象としてケアを提供するプロセスを捉えた「介護者に焦点」である。留意点として、この尺度では、家族介護者が各設問でどの職種を思い浮かべて回答したかを判定することができない。このため、個々の組織や各職種は調査結果を受けて、医療・介護福祉チーム全体、ひいては自らの課題

第6章
PXを組織運営に活かす

事例2

として結果を解釈することが望まれる。

使用権限の所在と連絡先

使用権限：IEXPAC チームおよび、中山 元、舛本祥一、春田淳志

連絡先：中山 元（筑波大学 客員研究員）Email：jiexpac.c@gmail.com

文献

1) Guilabert M, et al：The measure of the family caregivers'experience. Int J Environ Res Public Health **15**：2040, 2018
2) Nakayama G, et al：Measuring family caregivers'experience of interprofessional care for patients and families：development of the Japanese version of the Caregivers' Experience Instrument. Fam Pract **37**：854-861, 2020

（大西達也）

PX・実践編

事例3　株式会社はぴらい 訪問看護ステーションえにし

【施設概要】

代表：横山　誠（認定看護管理者）

　「全ての人が安心して自分の生活したい場所で生活できる社会を作る」を理念に、青森県初の認定看護管理者が経営する訪問看護ステーションとして、2022年2月1日に青森市に開業。小児から看取りまで、訪問看護を必要とするすべての人に対応。医療と生活を"つなぐ"橋渡し的存在として、利用者の希望する生活の実現と維持をサポートすることが「えにし」の役割である。

　結果はもちろん大事だが、結果ばかりを重要視するのではなく、利用者とその家族に寄り添った看護ができているかという過程にこだわっている。障がいや病気があっても住み慣れた地域で暮らし続けたいと願う方々を共に支援していきたいと考えている。

【PX導入による成果】
・生活を中心に看護ができるようになった
・個別ニーズに対応できるようになった
・他人に関心をもつようになった

はじめに

　私は看護師として、病院・介護施設・訪問看護と経験したあと、現在は青森県青森市で訪問看護ステーションを立ち上げ、地域・在宅を中心に活動している。訪問看護は病院や居宅介護支援事業所などから患者を紹介され、主治医の指示のもと、患者宅や介護施設に出向き、訪問看護を行う。看護行為自体に大きな違いはないが、病院・介護施設と訪問看護では大きく異なる点があるので以下に記しておく。

1.　提供場所の違い

　看護を提供する場所が病院・介護施設といった医療者側のテリトリーなのか、患者宅や施設内の本人居室といった患者側のテリトリーなのか、提

供場所に大きな違いがある。病院や施設であれば医療者側のルールがあり、そのルールの中で看護を展開している。良いか悪いかは別として、たとえ不満があっても治療のためと割り切り、自分を納得させている患者が多い。

訪問看護では看護の提供場所が患者宅になるので、患者やその家族のルールが優先される。似たような疾患の患者はおられるが、生活状況がまったく同じ人はいない。そのため、訪問看護は、病院や施設のように医療者側の都合である程度決まった医療や看護をすることができず、個別性が求められる。

2. 患者にかかわる看護師数

病院では多くの医療者が患者にかかわるが、訪問看護では基本、看護師一人で訪問する。そのため、チームとしてより、個人の評価になりやすい。

3. 結果と過程

病院には患者の意思で受診するので、治療の過程はもちろんだが、結果をより重要視しているように感じる。「あの先生は怖いけど腕はいい」などはよく聞く話である。

一方、訪問看護を利用する目的の多くは病気を治すためではなく、病気と付き合い、在宅で生活を続けていくことである。こちらがよい看護ができたと思っても、利用者の生活状況に合わないと受け入れてもらえない。結果はもちろん大切だが、結果よりも過程が重要視されることが多い。

このように、病院と大きく異なる訪問看護において、ペイシェントジャーニーマップが職員教育、看護の質の向上に有効であると感じたので紹介したい。

PX との出会い

私が PX を初めて知ったのは 2016 年である。PX 研究会の曽我香織代表から、「患者のためになるおもしろい取り組みをするから、一緒にやらない

か」と言われたのがきっかけであった。曽我代表とは以前勤めていた病院でコーチングを導入するときに知り合い、その後も声をかけていただいていた。しかし、おもしろそうだとPX研究会に入会はしたものの、病院に勤めているときは時間に追われ、参加できずにいた。

当時は病棟師長として勤務していた。病院では「患者のために」、「患者中心の医療」といったかけ声のもとで取り組みがされていたが、多職種でチームを組むというような"win-win"の関係が築けておらず、ただの標語のようになっていたと思う。そのため、患者が求めているかわからないのに「患者のため」と自己満足な看護を行う者もおり、あなたの看護は誰のための看護なのかと感じることが多々あった。このような看護に疑問を感じていたが、私の中でも「患者中心」、「患者のため」ということが明確になっていないこともあり、スタッフに自分のもやもやした思いを伝えきれないことが多かった。

そのようなときにグループ内の介護老人保健施設に異動の話があった。医療の中の患者ではなく生活している患者を知ることで、本当の意味での看護ができるのではないかと思い、その話を受けることにした。さらに半年後、より生活に近い在宅での状況を知るため、訪問看護ステーションへ異動した。

生活の場の患者は病院とはまったく違った。生活の場で行う看護は、個別性が求められ、看護師の都合で行うものではなく、患者の生活を支えるものである。病院とのあまりの違いに衝撃を受けたことを覚えている。そして患者は生き生きと生活し、私はやりがいを感じていた。

ある日、患者の話をしていると、私と他のスタッフで患者に対する認識に違いがあることに気がついた。生活を支えるため訪問し同じ処置や行動をしていても、患者から苦情を受けてしまうスタッフがいた。スタッフに聞き取りをすると、看護師として提供している看護内容に問題はなかったが、患者とのかかわり方が大きく違った。自分の興味・関心を一方的に話したり、患者が求めてもいないことを勧めたりと、会話や行動が患者中心ではなく、自分中心になっていたのである。そのかかわり方だと患者から苦情も出るだろうと思った。注意するにしても看護技術には問題があるわけではない。患者とのかかわり方について説明しても、各個人の価値観で

判断し行動している。その行動が正しいのかどうか判断するのは患者であり、私が評価できるわけではない。私自身、なんとなく何が正しいのか感じてはいたが、説明ができないもどかしさがあった。解決方法が見つからずに悩んでいるときに、「患者のため」、「患者中心」ということを言語化してスタッフに伝え、共に実践するためには、私自身も学び直す必要があると考え、以前誘われていたPX研究会のことを思い出し、PXE養成講座を受講することを決断した。

　PXE養成講座に申し込んだ。受講したことで、今までなんとなく感覚として感じていたものがきちんと説明されていて、少しは自分の言葉でも「患者中心」とは何かを説明できるようになった。

　そこで、実際にスタッフとPXE養成講座で学んだことを共有することにした。ちょうど訪問看護ステーションを立ち上げたばかりで患者が少なく、時間だけはあったので、PXE養成講座の資料を基に一通り説明した。説明が終わったあとは、ペイシェントジャーニーマップを実際の患者を題材にみんなでつくってみるという作業をしていった（図）。患者選別は、初心者でもマップの作成に取り組みやすいように、コミュニケーションはよくとれているが、看護師目線で考えると少しかかわり方が難しい患者を選んだ。そして、徐々にスタッフがかかわりを悩んでいる患者などを対象にしても行ってみた。その際の注意点として、あくまで患者の感情の部分は想像でしかないので、他人の意見は絶対に否定しない、いろいろな角度から意見を出すということをルールとし、すべて業務時間内で行った。

　実際にやってみると、慣れない作業でもあり、患者のペルソナシートが書けなかったり、逆に作成に盛り上がりすぎたり、どうしても自分たちのやっている行動を優先してしまい、患者目線や患者の感情がなかなか出ず、時間がかかった。しかし、スタッフには好評で、積極的に取り組む姿がみられた。

　本来であれば定期的に集まり、全患者のペイシェントジャーニーマップを作成できればいいのだが、徐々に患者が増え忙しくなっていた。訪問看

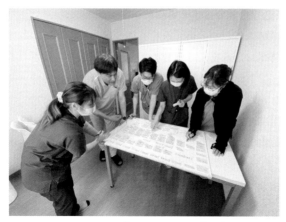

図　ペイシェントジャーニーマップ作成の様子

護は患者により訪問時間が違うため、みんなで集まり、勉強会を開こうと
すると、どうしても時間外になってしまい、会の継続が困難になっていっ
た。

　そこで私は、申し送りの時間を利用し、スタッフから意識的に患者の反
応を聞き出し、なぜ患者がそのような反応をされたと思うか問いかけるこ
とにした。いい反応が出ているときは、その看護師が行った行動のよかっ
た点をフィードバックし、患者の反応が思ったように出なかったときは看
護を見直し、問題があると感じたときだけみんなで集まり、実際にペイ
シェントジャーニーマップを作成し、考えるということを継続してきた。

訪問看護ステーションにペイシェントジャーニーマップを導入する ことで見えてきたこと

　今回 PX を学ぶことで、結果はもちろんだが、患者の経験、医療を受け
ている過程が特に大切であり、PX が患者満足に大きな影響を与えるとい
うことを学ぶことができた。

　そして、訪問看護ステーションでペイシェントジャーニーマップに取り
組むことで、次のような効果があった。

1. 結果より過程を重要視する看護にシフトチェンジ

　訪問看護は訪問ごとに提供する看護は決まっているが、看護を行う過程は、その日訪問した看護師と患者の関係性に大きく影響される。会話を求めている患者であれば、看護の過程の中で、その方の興味・関心に沿って積極的に話しかけるし、お話もうかがうようにする。一方、特に会話を求めていない患者であれば、待つという姿勢も大事である。そこを理解せずに、すべての患者に同じような処置をすると、過程により患者満足に大きな差が生じ、苦情につながってしまう場合もあった。改善しようとしても、医師からの指示は問題なくできているので、苦情を受けたスタッフもどのように改善したらいいのかわからなかった。本来であれば、患者満足を高めるためにすべての過程を統一できればいいのだが、看護は生産と消費が同時に起こる。そのときの話の流れや、体調・生活リズムなど、さまざまなことが過程に影響を与える要因になるので統一できないのが現実であった。

　しかし、ペイシェントジャーニーマップを取り入れたことにより苦情はほとんど出なくなった。ペイシェントジャーニーマップでは、テーマ設定をし、患者が受ける看護の一連の流れ（ジャーニー）の始点と終点、ジャーニーの期間を決め、取り組む。訪問看護で活用する場合は、患者宅に入ったところを始点、患者宅を退室したところを終点とすることができ、1訪問をジャーニーの期間として設定する。その中で、自分がどのようなかかわりをしたのか、会話・行動したのか、そのときの患者の心境を考えることで、自分と患者のかかわりを評価できる。その時々でかかわり方を変える必要があるので統一はできないが、過程が違っても結果は同じだと思っていたスタッフも、一連の流れの中での患者の心境を考える癖付けができるようになり、個別性のある看護の提供につながった。今は、結果もそうだが、過程を大切にする看護にチェンジしてきている。

2. 個別ニーズに対応できる

　訪問看護は基本、一人で訪問するので、他の看護師と患者のかかわり方をみることができない。自分では問題ないと思い患者とかかわっているので、良いところも悪いところも自分自身ではなかなか気づくことができな

いという問題があった。

ペイシェントジャーニーマップを導入することにより、自分と他の看護師の対応の違い、それに対する患者の反応の違いを知ることができた。自分の悪いところは改善し、他の看護師が素晴らしい看護をしていることに気づき、お互いを認め合える環境になった。また、いろいろな考え方やかかわり方を知ることにより、自分にとっての当たり前は他人にとって当たり前ではないと知ることができた。多様な考え方や価値観があると知ることで、他人をそのまま受け止めることができるようになり、より個別ニーズに対応できるようになった。

3. 他人に関心をもつ

訪問看護では、生活を支えるために患者に関心をもつことが大切になる。関心をもつことで、患者の生活や大切にしていることに気がつくことができ、その気づきが患者や家族との信頼関係や本心を引き出すことになり、個別性のある看護につながる。実際に患者とよい関係性を築いている看護師は、患者の病気や家庭環境のことだけではなく、さまざまな情報を得てかかわっている。いい看護をするために患者に関心をもちなさいという話をするが、病気や症状に興味はあっても患者には関心がないというスタッフも少なくなかった。

ペイシェントジャーニーマップをつくるときはペルソナシートを作成する。その過程で病気や症状以外にも趣味や患者や家族の希望や大切にしていることなど、さまざまなことを知らなくてはならない。患者の新たな一面を知ると、さらに考えるきっかけになり、患者に関心をもつ、個別性のある看護につながった。

このようにペイシェントジャーニーマップに取り組むことで、さまざまな問題が解決された。訪問看護は1訪問ごとに報酬をもらっているので、訪問しないと報酬にならない。そのため、全員集まって勉強会を開くのは経営的にも継続がなかなか難しいが、ペイシェントジャーニーマップは、考え方さえわかってしまえば短時間でも気軽に活用することができ、過程が大切な訪問看護には適した教育方法だと感じている。

今後の課題

　現在ペイシェントジャーニーマップの取り組みは継続できているが、実際に PX サーベイをしたことはなく、自分たちが取り組んでいるという自己満足になっている可能性も考えられる。定期的に患者に聞き取りを行い、評価していきたい。

　以上の取り組みにより、当事業所では"顧客"である患者と家族を最優先に考える「患者中心」の訪問看護が徐々に定着はしてきている。しかし、こうした"顧客"視点に立った考え方は、今は患者と家族に対してしかできていない。訪問看護ステーションという事業所単位で考えると、病院や居宅介護支援事業所などが私たちの顧客となっている。今後はあらゆる顧客の満足度も考えられるよう取り組みをしていきたいと思う。

　超高齢社会になり、訪問看護の需要がますます高まっていく。より訪問看護ステーションとしての質を高め、過程を大切にしながらさまざまな人とチームとなり患者を支えることで、"全ての人が安心して自分の生活したい場所で生活できる社会"をつくっていきたい。

（横山　誠）

おわりに

　日本ペイシェント・エクスペリエンス研究会は、日本初の PX 推進団体として 2016 年に創立されました。当初は、職域も地域も異なる 8〜10 名の有志が全国から月に一度参集し、PX への見識を深めたり、最新の知見を共有したり、オリジナルの PX サーベイ設問票を開発するなどしていました。現在オンラインで実施している勉強会、「寺子屋」の前身です。そして 2018 年 2 月には一般社団法人化し、新たな一歩を踏み出しました。

　2023 年 10 月現在、運営にかかわるメンバーは 20 名超となり、名実ともに日本を代表する PX 推進団体に成長しています。PX の周知・推進活動（メルマガ配信・学会発表・寺子屋やフォーラム開催）のみならず、医療機関での PX 向上を牽引すべく、人材の育成と資格認定（PXE 養成講座）、PX サーベイの分析レポート作成、さらに 2023 年度からは新たに EX 講座を開講するなど、活動の幅をますます広げています。

　これまで PX 研究会が主催した講座の受講、メルマガ登録、イベントに参加してくださった方々の延べ人数は 1,300 名を超えます。PX に関心をもって、この本を手に取った方々が私たちの同志として、組織における「PX の旗振り役」として活躍されるのはもちろんのこと、ミツバチのごとく PX を広く、遠くに "他家受粉" してくださることを願っています。

　PX 研究会、バンザイ！

　　　　　　　　　　一般社団法人日本ペイシェント・エクスペリエンス研究会

PX 関連用語索引

PX にかかわる用語のうち、特に重要な箇所で使われているものを以下に示す。

ペイシェント・エクスペリエンス
—日本の医療を変え、質を高める最新メソッド

発　行	2023 年 12 月 25 日　　第 1 版第 1 刷Ⓒ
編　著	一般社団法人日本ペイシェント・エクスペリエンス研究会
発行者	青山　智
発行所	株式会社　三輪書店
	〒 113-0033　東京都文京区本郷 6-17-9　本郷綱ビル
	TEL 03-3816-7796　FAX 03-3816-7756
	http://www.miwapubl.com
印刷所	三報社印刷　株式会社

ISBN 978-4-89590-806-1　　C 3047